Padma Yangdol
Namita Kalra

Covid-19: Mudança de Perspectiva na Odontopediatria

Padma Yangdol
Namita Kalra

Covid-19: Mudança de Perspectiva na Odontopediatria

ScienciaScripts

Imprint

Cover image: www.ingimage.com

This book is a translation from the original published under ISBN 978-620-7-48344-0.

Publisher:
Sciencia Scripts
is a trademark of
Dodo Books Indian Ocean Ltd. and OmniScriptum S.R.L publishing group

120 High Road, East Finchley, London, N2 9ED, United Kingdom
Str. Armeneasca 28/1, office 1, Chisinau MD-2012, Republic of Moldova, Europe
Printed at: see last page
ISBN: 978-620-8-18723-1

COVID-19: MUDANÇA DE PERSPECTIVA EM ODONTOPEDIATRIA

Por

Dr. Padma Yangdol

Dr.Namita Kalra

Índice

INTRODUÇÃO

Em dezembro de 2019, o novo coronavírus, popularmente conhecido como COVID-19, surgiu pela primeira vez em Wuhan, na província de Hubei, na China. A Organização Mundial de Saúde (OMS) designou oficialmente a COVID-19 como uma pandemia global em 11th de março de 2020. O novo coronavírus foi o fator causal, apresentando vários resultados, desde uma doença ligeira e assintomática até complicações potencialmente fatais.[1,2] A Índia registou, de longe, um elevado número de casos e mortes e é o segundo país mais afetado pela COVID-19 em todo o mundo.[3]

Durante a primeira vaga, o governo central impôs um confinamento a nível nacional em 25 de março de 2020 e verificou-se um controlo satisfatório da taxa de infeção, apesar de a Índia ser um país com uma elevada densidade populacional.[5] No entanto, durante a segunda vaga, observou-se um aumento da infecciosidade. Os factores que contribuíram para tal incluem as estirpes de vírus mutantes observadas, a transmissibilidade eficiente e o período de incubação mais curto, com uma nova gama de sintomas gastrointestinais notificados. Além disso, registou-se também um desrespeito pelos comportamentos adequados em relação à Covid ou "CAB" por parte das pessoas. Este comportamento consistiu na negligência em cumprir os comportamentos de saúde recomendados, como a higiene das mãos, o distanciamento social e o uso de máscaras.[4] Com a procura não satisfeita de oxigénio devido ao rápido aumento de casos, a perda de vidas sem precedentes deixou muitas famílias marcadas para toda a vida.

Sob o peso da pandemia, o sistema de saúde do país foi desafiado. Neste cenário, a prioridade dos cuidados foi dada às necessidades físicas e psicológicas, enquanto a saúde oral de rotina e os problemas associados não foram, consequentemente, priorizados.[6]

Além disso, a propagação da COVID-19 pode ocorrer por contacto direto/indireto de indivíduos infectados através de gotículas respiratórias, aerossóis e saliva.[7,8] Os profissionais de medicina dentária correm um risco muito elevado de infeção devido à sua proximidade com a região intra-oral, o que conduz a uma potencial transmissão viral através da saliva e de procedimentos geradores de aerossóis.[9,10] As organizações reguladoras, como a American Dental Association (ADA), publicaram diretrizes para continuar apenas com os cuidados dentários de emergência/urgência, com diretivas para adiar o trabalho dentário de rotina. Alguns dentistas sentiram-se relutantes e receosos em tratar pacientes nesta situação.[11] Esta situação levou a restrições nos serviços dentários facilmente disponíveis para a população em geral, agravando a negligência dentária e conduzindo a um acesso reduzido ao público.[12] Esta situação constituiu um desafio para os dentistas na prestação de cuidados de saúde oral e, ao mesmo tempo, para os pacientes no acesso a cuidados orais adequados.

Além disso, para controlar a propagação desenfreada da COVID-19, muitos governos tiveram de dar prioridade às restrições regulamentares e aos confinamentos, incluindo o encerramento de lojas, escritórios e escolas para a frequência física. A crise económica levou a uma perda de postos de trabalho sem precedentes que alterou a prioridade para as necessidades.[13] Existe um conhecimento limitado sobre o grau de desafios enfrentados pelas famílias e crianças com serviços dentários restritos. Tanto quanto é do conhecimento do autor, poucos estudos têm como objetivo avaliar e classificar o impacto dos desafios enfrentados pelas famílias e crianças, com ênfase na saúde oral e problemas associados, incluindo mudanças na dieta e no estilo de vida.

O QUE É O CORONAVÍRUS

O termo "coronavírus" deriva da palavra latina CORONA, que significa "coroa", uma vez que a sua estrutura se assemelha a uma coroa com múltiplas pontas[14,15] ao microscópio eletrónico. Foram descobertos pela primeira vez no início da década de 1930 em aves de capoeira,[16] e, mais tarde, os primeiros coronavírus humanos foram descobertos na década de 1960.[1] 7 Os coronavírus (CoV) constituem uma grande família de vírus RNA zoonóticos de cadeia simples com envelope, pertencentes à família Coronaviridae, ordem Nidovirales.[18] Os CoV são classificados em alfacoronavírus e betacoronavírus (que se encontram principalmente em mamíferos como os morcegos) e gamacoronavírus e deltacoronavírus (que se encontram principalmente em aves).[19] Nos seres humanos, quatro coronavírus, o HCoV-229E, o HCoVNL63, o HCoV-OC43 e o HCoV-HKU1, causam geralmente infecções do trato respiratório superior e são predominantes em todo o mundo. Estes incluem o coronavírus da síndrome respiratória aguda grave (SARS-CoV), identificado pela primeira vez em 2002, proveniente de morcegos, e o coronavírus da síndrome respiratória do Médio Oriente (MERS-CoV), proveniente de camelos dromedários, identificado pela primeira vez em 2012.[20] Os viriões do SARS-CoV2 contêm quatro proteínas estruturais conservadas: a proteína spike (S), que tem múltiplas spikes, que regula a ligação aos receptores das células hospedeiras e facilita a entrada do vírus nas células alvo. A subunidade spike do SARS-CoV e a do SARS CoV-2 envolvem a ACE2 (enzima conversora de angiotensina 2) como recetor de entrada. Para além disso, a entrada nas células requer a preparação da proteína spike pela serina protease celular TMPRSS2 ou outras proteases.[21] Em segundo lugar, a proteína da membrana (M) e a proteína do envelope (E), que medeiam o brotamento do virião, e a proteína do nucleocapsídeo (N), que, juntamente com o ARN genómico, constitui o nucleocapsídeo.[22]

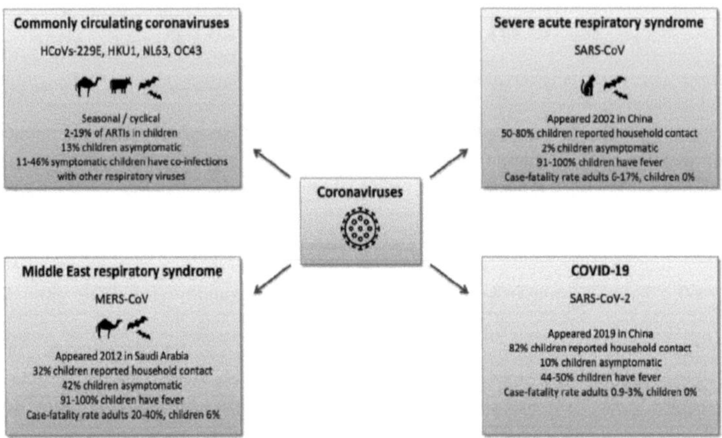

Imagem original retirada de Zimmermann P et al 2020.[19]

H.K.K. Yip et al 2007 realizaram um estudo para avaliar os conhecimentos e atitudes em relação à Síndrome Respiratória Aguda Grave (SRA), entre os pacientes que frequentavam um hospital dentário universitário e consultórios dentários privados em Hong Kong, durante um grande surto local da SRA. 250 pacientes dentários foram entrevistados por questionário e 213 foram entrevistados por telefone. Menos de um terço (30,0%) dos 463 inquiridos disseram não ter medo de contrair o vírus corona da SRA através dos seus dentistas e não evitaram o tratamento dentário por essa razão. Quase três quintos (56,7%) não se preocuparam em contrair a SRA através do tratamento dentário. Menos de 10% dos inquiridos pensam que os dentistas correm um risco elevado de contrair a SRA. Da experiência dos doentes, 85,2% e 21,7% dos dentistas usavam máscaras e protectores faciais, respetivamente, quando faziam tratamentos dentários. A maioria dos doentes entrevistados tinha confiança nos seus dentistas, nos seus ambientes de tratamento, e nas medidas de controlo de infeção tomadas, e não estavam preocupados em contrair a SRA no ambiente dentário.[23]

Ashok N et al 2016 efectuaram um estudo para avaliar os conhecimentos e a apreensão dos doentes sobre a MERS na população da Arábia Saudita. Atribuíram um total de 404 doentes a este estudo. O questionário consistia em 10 perguntas auto-preparadas. Observou-se que 340 doentes tinham ouvido falar da MERS. Quase um quarto dos doentes (25,74%) estava apreensivo quanto a submeter-se a tratamento dentário devido ao MERS. Um pouco mais de metade dos doentes (50,99%) sabia que o camelo é uma fonte do vírus da Síndrome Respiratória do Médio Oriente-Corona. A maioria dos pacientes (80,72%) estava ciente das medidas de controlo da infeção a serem seguidas pelo dentista.[24]

SARS-CoV-2 (COVID-19)

Em dezembro de 2019, o novo SARS CoV2 apareceu pela primeira vez na cidade de Wuhan, província de Hubei, China. Foi inicialmente conhecido como 2019 novel coronavirus (2019-nCoV). O Comité Internacional de Taxonomia dos Vírus referiu-se ao SARS-CoV-2 em 11 de fevereiro de 2020. A Organização Mundial de Saúde (OMS) anunciou que o surto de COVID-19 se tinha tornado uma emergência de saúde pública de âmbito internacional em 31 de janeiro de 2020, tendo-o depois classificado como uma pandemia em 11 de março de 2020.[25]

TRANSMISSÃO

Atualmente, as vias de transmissão da COVID-19 são consideradas como transmissão entre seres humanos, que teve início com a propagação entre animais e seres humanos. Os modos de transmissão são o contacto direto de gotículas respiratórias sob a forma de tosse, espirros, fala ou aerossóis de indivíduos sintomáticos. Além disso, a transmissão por contacto através das membranas mucosas orais, oculares e nasais.[25] Outro modo de transmissão é através do contacto manual com as superfícies contaminadas e posterior transferência da partícula para a boca, nariz e olhos do indivíduo. A COVID-19 pode persistir em superfícies inanimadas à temperatura ambiente durante 9 dias.[26]

Estudos recentes sugerem que a transmissão também pode ocorrer por via fecal-oral e pode igualmente propagar-se pelo ar.[27,28] A transmissão pré-sintomática pode também ocorrer a partir de pessoas infectadas e que libertam o vírus, mas que ainda não desenvolveram sintomas. Mesmo um indivíduo assintomático pode transmitir o vírus. O período de incubação é, em média, de 5-6 dias, podendo variar entre 1-14 dias. Além disso, a transmissão é possível durante o período de recuperação dos doentes.[29]

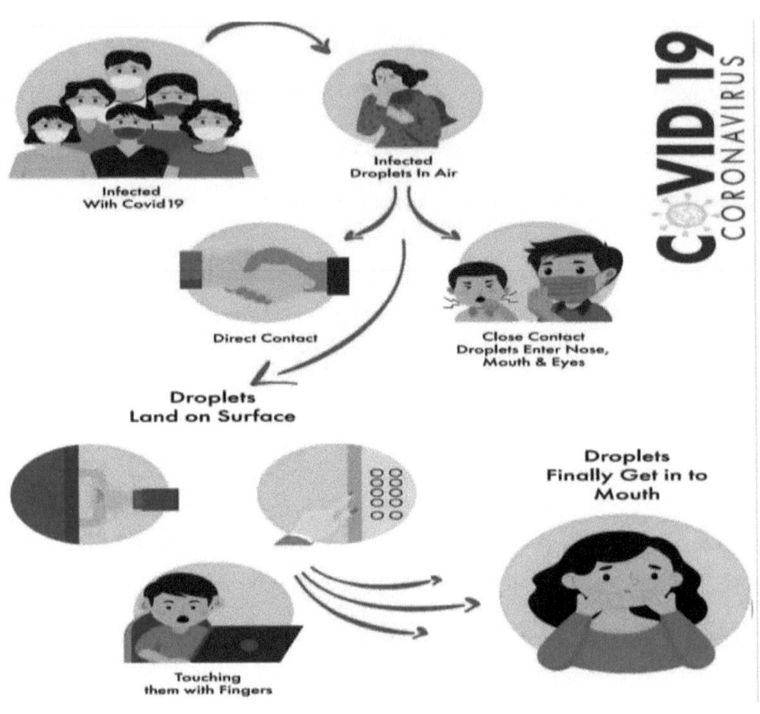
Infected
With Covid 19
Infected
Droplets In Air
Direct Contact
Close Contact
Droplets Enter Nose,
Mouth & Eyes
Droplets
Land on Surface
Droplets
Finally Get in to
Mouth
Touching
them with Fingers
COVID 19
CORONAVIRUS

Patofisiologia

A maioria dos doentes com covid-19 tem predominantemente uma infeção do trato respiratório

- Alguns podem progredir para uma doença grave e sistemática caracterizada por - ARDS,
- sépsis e choque sético,
- insuficiência multiorgânica, incluindo lesão renal aguda, lesão cardíaca aguda.
- Autópsia. Resultados em adultos na China e em países europeus
- lesão endotelial da vasculatura pulmonar,

-trombose microvascular e hemorragia associadas a uma inflamação alveolar e intersticial extensa, resultando finalmente numa coagulopatia intravascular pulmonar,

- hipercoagulabilidade, comprometimento da ventilação-perfusão, síndrome de dificuldade respiratória aguda.

CARACTERÍSTICAS CLÍNICAS GERAIS DA COVID-19

Os sintomas mais comuns são febre, tosse, fadiga, anorexia, falta de ar e um grau variável de mialgia. Menos comuns são a dor de garganta, a congestão nasal, os sintomas gastrointestinais, a dor de cabeça e a perda do paladar. Os sintomas são mais profundos nos indivíduos com várias comorbilidades, como a diabetes, a hipertensão e a doença cardíaca isquémica. Embora a perda do olfato e do paladar não tenham sido inicialmente evidenciados como sintomas da COVID-19, relatórios recentes sugerem que as perturbações olfactivas e gustativas são sintomas predominantes nos doentes com COVID-19.[29] Além disso, alguns novos dados sobre o impacto da COVID-19 no sistema nervoso central sugerem que o SARS-CoV-2, à semelhança de outros coronavírus como o SARS-CoV e o MERS-CoV, pode ter como alvo o sistema nervoso central, possivelmente infectando neurónios na passagem nasal e perturbando os sentidos do olfato e do paladar.[30,31]

A OMS classificou os sintomas da COVID-19 em várias categorias gerais: Ligeiro, Moderado, Grave e Crítico.[32]

Categories	% of symptomatic cases	Clinical presentation
MILD	40%	No requirement of inpatient care. No signs of pneumonia.
MODERATE	40%	Pneumonia +/- require hospitalization.
SEVERE	15%	Severe pneumonia. Require oxygen support and hospitalisation.
CRITICAL	5%	Complications such as: Respiratory failure ARDS Sepsis Thromboembolism Multiorgan failure

Clinical Management of COVID-19 Living Guidance 25th January 2021 : WHO/2019-nCoV/clinical/2020.5

C) APRESENTAÇÕES CLÍNICAS DA COVID-19 NOS PAÍSES MAIS AFECTADOS[33-38]

S.NO	COUNTRIES	MOST COMMON CLINICAL PRESENTATIONS AND COMORBIDITY ILLNESS
1	United States	**Common clinical features**- Fever, cough, Dyspnoea, chest pain, fatigue, headache **Associated comorbidity** - Hypertension, Diabetes Mellitus, Cardiovascular disease, Obesity, chronic kidney disease, Cancer
2.	India	**Common clinical features**- Fever, cough, shortness of breath, sore throat **Associated comorbidity**- Diabetes Mellitus, Hypertension, Chronic Kidney Disease, chronic diseases of lungs
3.	Brazil	**Common clinical features**- Cough, Fever, Dyspnoea **Associated comorbidity**- Cardiovascular Disease, Diabetes

Dong Y et al 2020 efectuaram um inquérito epidemiológico sobre a COVID-19, as suas caraterísticas e os padrões de transmissão em 2135 crianças na **China**, tendo-se verificado que mais de 90% de todos os doentes apresentavam casos assintomáticos, ligeiros ou moderados. O tempo médio entre o início da doença e o diagnóstico foi de 2 dias.

Registou-se um aumento rápido da doença na fase inicial da epidemia e, depois, uma diminuição gradual e constante. As crianças de todas as idades pareciam ser susceptíveis à COVID-19 e não havia diferenças significativas entre os sexos. Acrescentaram ainda que as manifestações clínicas dos casos de COVID-19 em crianças eram geralmente menos graves do que as dos doentes adultos, sendo as crianças pequenas, em especial os bebés, vulneráveis à infeção. [39]

Kayina C A et al 2020 realizaram um estudo para descrever os dados epidemiológicos, as comorbilidades, os sintomas clínicos, a gravidade da doença e os resultados precoces de doentes com a doença do coronavírus 2019 (COVID-19) de um hospital universitário de cuidados terciários em Nova Deli, na **Índia**. Observou-se que cerca de 235 doentes revelaram que a idade média era de 50,7±15,1 anos e 68,1 por cento eram do sexo masculino. A febre (68,1%), a tosse (59,6%) e a falta de ar (71,9%) foram os sintomas mais comuns. A hipertensão (28,1%) e a diabetes mellitus (23,3%) foram as doenças comórbidas associadas mais comuns. Os doentes com doença ligeira, moderada, grave e crítica eram 18,3, 32,3, 31,1 e 18,3 por cento, respetivamente, na altura da admissão na UCI. As proporções (intervalo de confiança de 95%) de doentes que necessitaram de qualquer forma de oxigenoterapia, oxigenoterapia por cânula nasal de alto fluxo e ventilação mecânica invasiva foram de 77, 21,7 e 25,5%, respetivamente, nas 24 horas após a admissão hospitalar. A mortalidade na UCI nas 24 horas foi de 8,5 por cento e os não sobreviventes apresentavam uma frequência respiratória mais elevada.[36]

Aggarwal S et al 2020 realizaram um estudo para avaliar as caraterísticas clínicas, caraterísticas laboratoriais e resultados de pacientes hospitalizados com doença coronavírus 2019 (COVID-19 nos **Estados Unidos**. Ele descreveu que um total de 43 pacientes testados para COVID-19 na sala de emergência (ER) ou durante a hospitalização, 16 (37%) dos quais foram admitidos com infeção por COVID-19. A idade média era de 65,5 anos e 75% eram do sexo masculino. Os sintomas de apresentação mais comuns foram febre (94%), tosse (88%) e dispneia (81%). A perda das sensações olfactivas e gustativas foi referida por três (19%) doentes. A baixa saturação de oxigénio estava presente em 38% dos doentes, enquanto 31% estavam hipotensos na admissão. A hiponatremia (50%), a elevação da proteína C-reactiva (PCR; 100%) e da desidrogenase láctica (LDH; 80%) foram comuns. A insuficiência renal aguda, a lesão miocárdica e a elevação das aminotransferases ocorreram em 69%, 19% e 38% dos doentes, respetivamente. O endpoint primário composto ocorreu em 50% dos pacientes. Um total de três pacientes morreram; todos tinham 70 anos ou mais.[40]

Teich VD et al 2020 descreve caraterísticas epidemiológicas e clínicas de pacientes com infeção confirmada por SARS-CoV-2 no **Brasil**. Observou-se que um total de 510 pacientes com diagnóstico confirmado de COVID-19 foram incluídos neste estudo. A maioria dos pacientes era do sexo masculino (56,9%) com idade média de 40 anos. A história de um contacto próximo com um caso positivo/suspeito foi referida por 61,1% dos doentes e 34,4% tinham uma história de viagem internacional recente. Os sintomas mais comuns à apresentação foram febre (67,5%), congestão nasal (42,4%), tosse (41,6%) e mialgia/artralgia (36,3%). Foi efectuada tomografia computorizada do tórax em 78 (15,3%) doentes, 93,6% dos quais apresentaram resultados anormais. Houve necessidade de internação hospitalar em 72 (14%) pacientes, sendo que 20 (27,8%) foram admitidos em Unidade de Terapia Intensiva. Relativamente ao tratamento clínico, os medicamentos mais utilizados foram os antibióticos intravenosos (84,7%), a cloroquina (45,8%) e o oseltamivir (31,9%). A ventilação mecânica invasiva foi necessária em 65% dos doentes internados na Unidade de Cuidados Intensivos. O tempo médio de internamento foi de 9 dias para todos os doentes (22 e 7 dias para os doentes que necessitaram ou não de cuidados intensivos, respetivamente). Apenas um doente (1,38%) faleceu durante o seguimento. [38]

Akalu Y et al 2020 realizaram um estudo transversal para avaliar o conhecimento, a atitude e a prática em relação à COVID-19 entre os doentes crónicos na **Etiópia**. Observou-se que a prevalência de conhecimentos e práticas deficientes era de 33,9% e 47,3%, respetivamente. Quarenta e um por cento dos participantes consideraram que é muito difícil evitar o atendimento de uma população com muita gente. A idade, o nível de escolaridade, a residência rural e o rendimento mensal foram significativamente associados a conhecimentos insuficientes. Concluiu-se que a prevalência de conhecimentos e práticas deficientes era elevada. Devem ser distribuídos folhetos preparados nas línguas locais e os profissionais de saúde devem fornecer informações pormenorizadas sobre a COVID-19 aos seus pacientes.[41]

Pal R. et al 2020 realizaram um inquérito transversal baseado na Internet entre jovens adultos com diabetes mellitus de tipo 1 (T1DM) (com idades compreendidas entre os 18 e os 30 anos) relativamente à COVID-19, num contexto de confinamento nacional na **Índia.** Consiste em quinze, cinco e oito perguntas relativas ao conhecimento, atitude e práticas em relação à COVID-19, tendo sido também incorporadas algumas perguntas relevantes para a DMT1. Foram incluídos neste estudo 212 participantes. O estudo mostrou que a taxa global de correção do questionário de conhecimentos foi de 83% e que a maioria (74%) obteve uma pontuação média de conhecimentos. O nível de escolaridade mais elevado, a residência urbana e o facto de ser casado foram associados a melhores resultados de conhecimentos; no entanto, apenas a residência urbana foi considerada estatisticamente significativa na regressão logística multinomial. A maioria (88%) sentiu que, sendo um doente com DM1, estava em maior risco de ser infetado com COVID-19. Ao mesmo tempo, 98% estavam confiantes quanto à auto-proteção. No entanto, todos mantinham uma higiene adequada das mãos e a maioria seguia os conselhos dietéticos de rotina (95%) e administrava as doses de insulina prescritas (99%).[42]

CARACTERÍSTICAS CLÍNICAS DA COVID-19 EM CRIANÇAS [43]

A maioria das crianças com infeção por Covid pode ser assintomática ou ligeiramente sintomática.

- Os sintomas mais comuns incluem
- febre,
- tosse,
- falta de ar/falta de ar,
- cansaço

Mialgia

rinorreia

- dor de garganta,
- diarreia
- perda do olfato

Perda do paladar

- Poucas crianças podem apresentar sintomas gastrointestinais e sintomas atípicos.

Sintomas do TGI (**mais comuns em crianças do que em adultos).**

EPIDEMIOLOGIA DA COVID-19 EM CRIANÇAS

O valor R0 para o SARS-CoV-2 está atualmente estimado em 2,7.

O período de incubação é estimado em 5-6 dias (intervalo de 2-14 dias).

As crianças com idade inferior a 3 anos e com doença cardíaca são as mais frequentemente afectadas.

As re-infecções mais tarde na vida são comuns (friedman N,2018). As crianças imunocomprometidas são propensas à infeção.[43]

RESULTADOS LABORATORIAIS

A contagem de glóbulos brancos é tipicamente normal ou reduzida, com diminuição da contagem de neutrófilos e/ou linfócitos.

Pode ocorrer trombocitopenia.

Os níveis de proteína C-reactiva e de procalcitonina são frequentemente normais.

Em casos graves, foram notificados níveis elevados de enzimas hepáticas, níveis de desidrogenase láctica, bem como uma coagulação anormal e dímeros D elevados.

Na série de casos de 34 crianças, a contagem de glóbulos brancos era normal em 83%, tendo sido detectadas neutropenia e linfopenia em 1 caso cada (3%).

O nível de lactato desidrogenase estava elevado em 30% dos casos.

Os níveis de proteína C-reactiva e de procalcitonina estavam elevados em apenas 1 caso (3%).[44]

ACHADOS RADIOGRÁFICOS

Na radiografia do tórax, as crianças apresentam sobretudo consolidações bilaterais irregulares do espaço aéreo, frequentemente na periferia dos pulmões, espessamento peri-brônquico e opacidades em vidro despolido.[44]

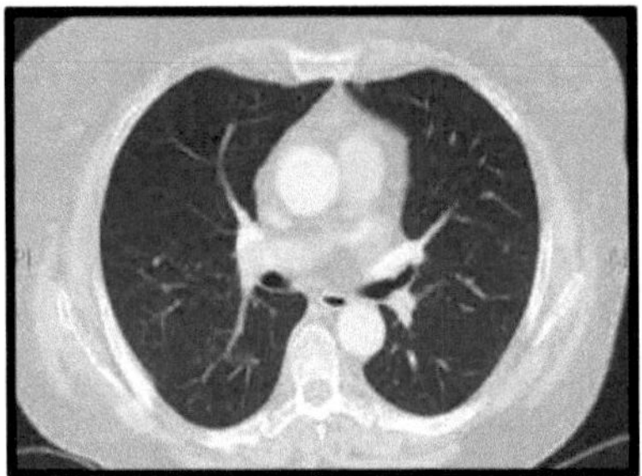

TAC do tórax - Normal

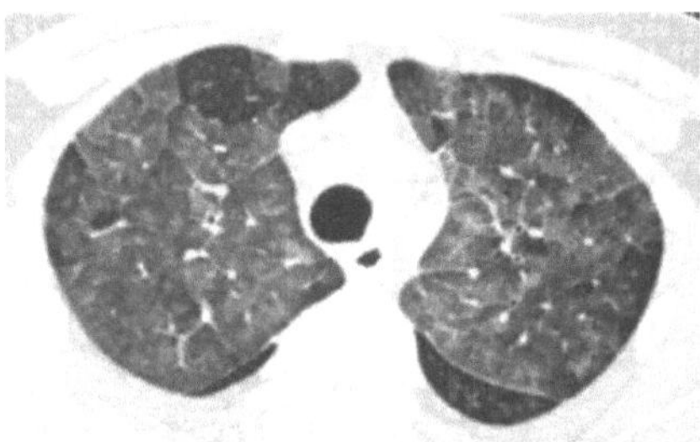

A TC do tórax mostra sobretudo consolidações do espaço aéreo e opacidades em vidro fosco

DIAGNÓSTICO

A principal base para o diagnóstico de infecções com HCoV é a reação em cadeia da polimerase em tempo real (RT-PCR) em secreções respiratórias superiores ou inferiores.

É habitualmente utilizada a RT-PCR para os genes que codificam a RNA polimerase dependente de RNA interna e a glicoproteína de superfície spike.

Nos casos clinicamente suspeitos com um resultado inicialmente negativo na zaragatoa nasofaríngea ou da garganta, deve repetir-se a análise das amostras do trato respiratório superior ou (de preferência) das amostras do trato respiratório inferior.[43,44]

GESTÃO

- No tratamento de crianças infectadas com HCoV, deve ser utilizado um tratamento **de apoio** que inclua uma ingestão suficiente de líquidos e calorias e uma suplementação adicional de oxigénio.
- O objetivo é prevenir a SDRA, a falência de órgãos e as infecções nosocomiais secundárias.
- Se houver suspeita de infeção bacteriana, podem ser utilizados antibióticos de largo espetro, como as **cefalosporinas de segunda ou terceira geração.**
- Até que os resultados dos ensaios clínicos em curso estejam disponíveis, não existem provas definitivas que possam servir de base ao tratamento de doentes infectados com SARS-CoV-2.
- A única recomendação de tratamento para crianças, publicada pela Faculdade de Medicina da Universidade de Zhejiang, sugere a utilização de **interferão alfa-2b nebulizado e lopinavir/ritonavir oral juntamente com corticosteróides para as complicações**

(SDRA, encefalite, síndrome hemofagocítica ou choque sético) e **imunoglobulina intravenosa para os casos graves.**

- Nem a Organização Mundial de Saúde nem os Centros de Controlo e Prevenção de Doenças dos EUA recomendam qualquer tratamento específico para crianças ou adultos.

- Apesar disto, na série de casos anteriormente mencionada das 34 crianças infectadas com SARS-CoV-2, 59% foram tratadas com **lopinavir/ritonavir**. Nenhuma das crianças recebeu glucocorticóides ou imunoglobulinas.[32-38]

GESTÃO DA COVID-19 EM CRIANÇAS (DOS 2 MESES AOS 18 ANOS) (PROTOCOLO PROVISÓRIO)

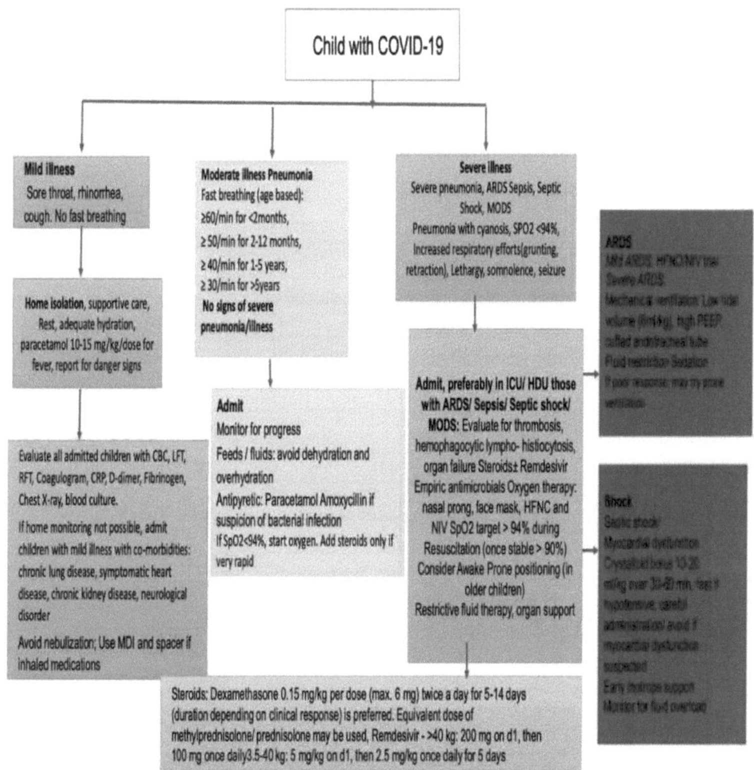

As crianças com infeção por covid 19 podem ser assintomáticas, ligeiramente sintomáticas, moderadamente doentes ou com doença grave.

- Assintomáticas. Estas crianças não necessitam de qualquer tratamento, exceto a monitorização do desenvolvimento de sintomas e tratamento subsequente de acordo com a gravidade avaliada.

- Doença ligeira: as crianças com doença ligeira podem apresentar dor de garganta, rinorreia e tosse sem dificuldade respiratória. Algumas crianças podem também apresentar sintomas gastrointestinais. Estas crianças não necessitam de qualquer investigação. Estas crianças podem ser tratadas em casa com isolamento domiciliário e tratamento sintomático.

Para o isolamento domiciliário, é importante avaliar se -

1. Existe a possibilidade de isolamento na sua residência e também de colocar em quarentena os contactos familiares
2. Os pais ou outro responsável que possa vigiar e cuidar da criança
3. Se disponível, a aplicação arogya setu deve ser descarregada
4. Os pais/prestadores de cuidados concordaram em vigiar a saúde da criança e informar regularmente o agente de vigilância/médico sobre o seu estado de saúde
5. Os pais/prestadores de cuidados preencheram um compromisso de auto-isolamento e devem seguir as diretrizes de isolamento/quarentena em casa

Crianças com doenças comórbidas subjacentes, incluindo:

- doença cardíaca congénita,
- doenças pulmonares crónicas,
- disfunção crónica dos órgãos,
- obesidade (IMC> 2sd)

também podem ser tratadas em casa - se tiverem caraterísticas de doença ligeira e se houver fácil acesso a uma unidade de saúde em caso de deterioração.

Se não existirem disposições adequadas para tratar estas crianças em casa ou se o acesso às instalações de saúde for difícil, estas crianças podem ser admitidas.[32-38]

TRATAMENTO DE DOENÇAS LIGEIRAS EM ISOLAMENTO DOMICILIÁRIO (SINTOMÁTICO)

Para a febre: paracetamol 10-15 mg/kg/dose, repetir a cada 4-6 horas

- Para a tosse: gargarejos com soro fisiológico morno

Crianças mais velhas e adolescentes: assegurar fluidos orais para manter a hidratação e uma dieta nutritiva

- Antibióticos: não indicado
- Não há qualquer papel a desempenhar pela hidroxicloroquina, favipiravir, ivermectina, lopinavir/ritonavir, remdesivir, umifenovir, imunomoduladores, incluindo tocilizumab, interferão b 1 a, infusão de plasma convalescente ou dexametasona.
- Acompanhamento em casa: explicar aos pais/tomador de conta como manter um quadro de acompanhamento que inclua
- contagem da frequência respiratória 2 a 3 vezes por dia, quando a criança não está a chorar,
- à procura de um tórax para desenhar,
- descoloração azulada do corpo, extremidades frias, débito urinário, monitorização da saturação de oxigénio (oxímetro de pulso manual), se possível, ingestão de líquidos, nível de atividade
- Comunicação regular com o médico ou profissional de saúde.
- Deve ser explicado aos pais/encarregados de educação quem devem contactar em caso de emergência.[32-38]

Mild illness
Sore throat,
rhinorrhea, cough.
No fast breathing

Home isolation
Supportive care
Rest
Adequate hydration and feeding
Paracetamol 10-15 mg/kg/dose for fever
Report if worsening of danger signs.

Evaluate all admitted children with CBC, LFT, RFT, Coagulogram, CRP, D-dimer, Fibrinogen, Chest X-ray, blood culture.

If home monitoring not possible, admit children with mild illness with co-morbidities: chronic lung disease, symptomatic heart disease, chronic kidney disease, neurological disorder.

Avoid nebulization; Use MDI and spacer if inhaled medications indicated

GESTÃO DE CRIANÇAS COM DOENÇA DE COVID-19 MODERADA

Respiração rápida

- <2meses:respiratória>60/min
- 2a 12meses: iratoryrate resp>50/min
- 1a5anos:taxa respiratória>40/min, idade:
- >5 anos: taxa de respiração >30/min. E saturações de oxigénio superiores a 90%.

As crianças com doença moderada de covid-19 podem estar a sofrer de pneumonia (clinicamente não aparente)

Investigações: não são necessários testes laboratoriais por rotina, exceto se indicado por condições co-mórbidas associadas.

Tratamento: Deve ser internado numa unidade de saúde e monitorizado quanto à evolução clínica.

Manter o equilíbrio de fluidos e electrólitos.

Incentivar a alimentação oral (amamentação nos bebés);

se a ingestão oral for fraca, deve ser iniciada uma fluidoterapia intravenosa.[32-38]

Moderate illness
Pneumonia

Fast breathing (age based):

≥60/min for <2months,
≥ 50/min for 2-12 months,
≥ 40/min for 1-5 years,
≥ 30/min for >5years.

No signs of severe pneumonia/illness

Admit

Monitor for progress

Feeds / fluids: avoid dehydration and overhydration

Antipyretic: Paracetamol

Amoxycillin if suspicion of bacterial infection.

If SpO_2<94%, start oxygen. Add steroids only if very rapid progression

□ Para a febre - Paracetamol 10-15 mg/kg/dose. Pode ser repetido de 4 a 6 em 4 horas (temperatura >38ºC, ou seja, 100,4 ºC).

□ A amoxicilina deve ser administrada se houver evidência/ forte suspeita de infeção bacteriana.

□ Para Spo2 inferior a 94%, é necessária a suplementação de oxigénio.

□ Os corticosteróides podem ser administrados em caso de doença rapidamente progressiva. Não é necessário em todas as crianças com doença moderada, especialmente durante os primeiros dias de doença.

□ Cuidados de apoio para doenças comórbidas.

GESTÃO DE CRIANÇAS COM DOENÇA GRAVE DE COVID-19

As crianças com um nível de spo2 inferior a 90% são classificadas como tendo um grau grave de infeção por covid-19.

- Estas crianças podem ter pneumonia grave, síndrome de dificuldade respiratória aguda, choque sético, síndrome de disfunção multiorgânica (MODS) ou pneumonia com cianose.
- Apresentação clínica
- Grunhindo,
- Retração grave do tórax
- Letargia,
- Sonolência,
- Convulsão.
- Deve ser internado num hospital dedicado à covid-19, numa unidade de saúde de

nível secundário/terciário. Pode necessitar de cuidados nas áreas HDU/ICU destas instalações.

- Avaliar: trombose, histiocitose linfo-hemofagocítica (HLH) e falência de órgãos.

Investigações:

Hemograma completo, testes de função hepática e renal, radiografia do tórax

Fluidoterapia intravenosa

Corticosteróides - é preferível a dexametasona 0,15 mg/kg por dose (máx. 6 mg) duas vezes por dia. Equivalente

dose de metilprednisolona pode ser utilizada durante 5 a 14 dias, dependendo da avaliação clínica contínua. Agentes anti-virais:

O remdesivir é um agente antivírico.

(Não existem dados suficientes de segurança e eficácia em crianças com menos de 19 anos de idade e os ensaios aleatórios controlados deste medicamento em doentes não demonstraram benefícios significativos em termos de sobrevivência nesta idade).

Dose -

□ peso corporal > 40 kg: 200 mg no 1º dia e depois 100 mg uma vez por dia durante 4 dias.

□ peso corporal entre 3,5 kg e 40 kg: 5mg/kg no 1º dia, 2,5 mg/kg uma vez por dia durante 4 dias. A hidroxicloroquina, o favipiravir, a ivermectina, o lopinavir/ritonavir e o umifenovir não têm qualquer papel.

Tratamento da SDRA:

□ Ligeira: Pode ser administrada oxigenação nasal de alto fluxo e ventilação não invasiva.

□ Grave: pode ser administrada ventilação mecânica com baixo volume corrente (<6 ml/kg e pressão expiratória final positiva elevada).

□ Se a criança não melhorar clinicamente mesmo assim, pode considerar (se disponível) a ventilação oscilatória de alta frequência, a oxigenação por membrana extracorporal (ECMO).

□ A posição prona acordada pode ser considerada em crianças hipoxémicas mais velhas, se estas o tolerarem. Tratamento do choque:

se a criança desenvolver choque sético ou disfunção miocárdica, pode ser necessário:

□ Administração de bólus de cristaloide: 10 a 20 ml/kg durante 30 a 60 minutos (precaução em caso de disfunção cardíaca)

□ Suporte inotrópico precoce com monitorização da sobrecarga de fluidos como em qualquer outra causa de choque. [32-38]

ARDS
Mild ARDS: HFNO/NIV trial
Severe ARDS:
Mechanical ventilation: Low tidal volume (6ml/kg), high PEEP, cuffed endotracheal tube
Fluid restriction
Sedation
If poor response: may try prone ventilation, HFOV

Shock
Septic shock/ Myocardial dysfunction
Crystalloid bolus 10-20 ml/kg over 30-60 min, fast if hypotensive; careful administration/ avoid if myocardial dysfunction suspected
Early inotrope support
Monitor for fluid overload

CONFINAMENTO POR COVID-19 NA ÍNDIA

Em resposta ao surto inicial da pandemia da doença do coronavírus 2019 (COVID-19), muitos governos declararam o estado de emergência, foram impostos confinamentos, distanciamento social, auto-isolamento e apelos à disciplina comunitária em todo o mundo para evitar a propagação da síndrome respiratória aguda grave do coronavírus 2 (SARS-CoV-2), o vírus responsável pela doença. Todas as actividades não essenciais foram suspensas na altura, com a suspensão das instituições de ensino, das universidades, dos encontros com os amigos e da atividade física durante a pandemia. Estas medidas levaram a que as famílias e as crianças permanecessem confinadas às suas casas, assegurando um contacto intenso e sem alívio, em condições de stress, e reduzindo as redes de apoio existentes. A rutura das estruturas de apoio social e a perturbação da vida quotidiana são susceptíveis de ter um impacto na saúde mental dos profissionais de saúde e do público em geral. O declínio da ligação interpessoal conduz a uma má saúde física e mental. Além disso, o sector da saúde também sugeriu restrições à vida pública.[45]

CRONOLOGIA DO PADRÃO DE CONFINAMENTO NA ÍNDIA[46,47]

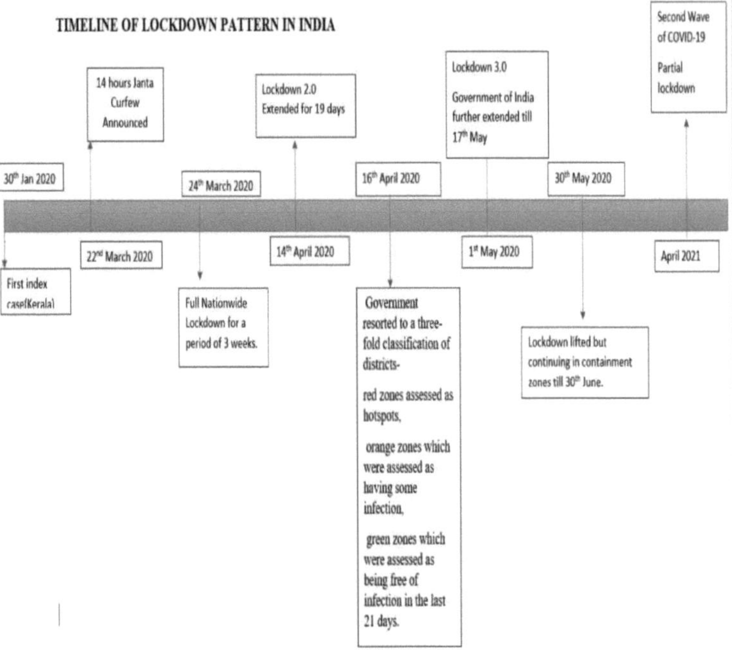

CONFINAMENTO RESULTANTE DA CRISE ECONÓMICA COM ESTUDOS DE APOIO

O impacto económico da pandemia de COVID-19 na Índia foi bastante perturbador. As estimativas do PIB indiano foram ainda mais reduzidas para valores negativos, sinalizando uma profunda recessão. A economia indiana precisou de tempo para regressar ao seu estado normal. O crescimento da Índia caiu para 3,1% no quarto trimestre do ano fiscal de 2020, de acordo com o Ministério das Estatísticas. O desemprego subiu para 26% em abril, contra 6,7% em março de 2020. Durante este confinamento, 140 milhões de pessoas perderam o emprego e outras viram os seus salários reduzidos. Durante a primeira fase do confinamento (25 de março-14 de abril de 2020), previa-se que a economia indiana perdesse 4,5 mil milhões de dólares por dia e que o prejuízo económico se aproximasse dos 2,8 biliões de dólares durante todo o confinamento nacional.[48]

Alahdal H, et al 2020 realizaram um inquérito transversal a 1767 participantes para analisar o conhecimento, a atitude e a prática da COVID-19 em relação aos dados socioeconómicos entre os residentes da cidade de **Riade**. De todos os participantes, 58% mostraram um nível moderado de sensibilização, 95% apresentaram uma atitude elevada e 81% apresentaram uma prática adequada em relação à COVID-19. Foi encontrada uma correlação positiva significativa entre consciência-atitude ($r = 0{,}132$, p-valor $< 0{,}001$) e atitude-prática ($r = 0{,}149$, p-valor $< 0{,}001$).[49]

Burgette J.M et.al 2021 realizaram um inquérito transversal aos agregados familiares de 348 famílias em **Pittsburgh, Pensilvânia**, de 25 de junho a 2 de julho de 2020. A necessidade não satisfeita de cuidados dentários infantis e a perda de emprego ou de rendimentos do agregado familiar relacionada com a pandemia foram avaliadas utilizando o auto-relato do prestador de cuidados. Além disso, foi referido que a maior necessidade não satisfeita de cuidados de saúde infantil durante a pandemia de COVID-19 foi a de cuidados dentários (16%), seguida de cuidados médicos para uma consulta de saúde ou vacinação (5%). Cerca de 40% dos prestadores de cuidados referiram a perda de emprego ou uma diminuição do rendimento do agregado familiar devido à pandemia de COVID-19. Os autores encontraram uma associação significativa entre a probabilidade de cuidados dentários infantis não satisfeitos e a perda de emprego ou rendimento do agregado familiar relacionada com a pandemia ($P = .022$).[13]

Josephson A et al 2021 documentaram os impactos socioeconómicos da pandemia entre agregados familiares, adultos e crianças em países de baixos rendimentos da **Etiópia,**

Malawi, Nigéria e Uganda, com base em inquéritos pré-COVID-19 presenciais aos agregados familiares e em inquéritos telefónicos implementados durante a pandemia. Estimaram que 256 milhões de indivíduos - 77% da população - vivem em agregados familiares que perderam rendimentos durante a pandemia. As tentativas de fazer face a esta perda são exacerbadas pela insegurança alimentar e pela incapacidade de aceder a medicamentos e a alimentos básicos. Além disso, observaram também que o contacto entre alunos e professores diminuiu de uma taxa de 96% antes da COVID-19 para apenas 17% entre os agregados familiares com crianças em idade escolar.[50]

Ruengorn C et al 2021 realizaram um estudo para avaliar a associação entre os encargos económicos durante a primeira fase da pandemia e o risco de resultados adversos em matéria de saúde mental na **população tailandesa**. Foram recrutados para o estudo 2 303 participantes com idade igual ou superior a 18 anos com emprego/trabalho a tempo inteiro antes do confinamento nacional em abril-maio de 2020. As medidas de carga económica foram a perda de emprego, a perda de rendimentos e os problemas financeiros relacionados com o surto. Os resultados incluíram sintomas depressivos, ansiedade e perceção de stress. Verificou-se que os indivíduos que perderam o emprego durante a pandemia de COVID-19 apresentavam um risco mais elevado de perceção de stress em comparação com os que mantiveram o emprego (odds ratio [OR] ajustado, 2,40; intervalo de confiança [IC] de 95%, 1,28-4,51; p = 0,006). Foi observado um risco mais elevado de ansiedade nos indivíduos com uma perda de rendimento mensal de 50% (OR ajustado, 1,42; IC 95%, 1,03-1,99; p = 0,035; indivíduos sem perda de rendimento, grupo de referência) ou superior. Os problemas financeiros auto-relatados foram significativamente associados a resultados adversos em termos de saúde mental (problemas financeiros não experimentados, grupo de referência).[51]

IMPACTO DO CONFINAMENTO DURANTE A COVID-19 NOS PACIENTES DENTÁRIOS/

PACIENTES PEDIÁTRICOS DENTÁRIOS COM REFERÊNCIA A MUDANÇAS NA DIETA E NO ESTILO DE VIDA

Christner. N et.al 2021 realizaram um estudo para captar os efeitos relacionados com o confinamento em grande escala 2672 participantes. Através de um questionário em linha preenchido por pais de crianças com idades compreendidas entre os 3 e os 10 anos durante o período de confinamento mais restritivo na **Alemanha**. Os pais relataram o seu nível de stress, o bem-estar dos filhos e os comportamentos problemáticos dos filhos, entre outros. Os resultados mostraram que a maioria dos pais e das crianças sofreram de stress relacionado com o confinamento. No que respeita às crianças, a impossibilidade de se encontrarem com amigos e familiares fora de casa surgiu como o principal desafio. Observou-se ainda que as crianças mais velhas (7-10 anos) apresentavam mais sintomas emocionais, bem como menos problemas de conduta e hiperatividade do que as crianças mais novas (3-6 anos). O nível de stress das crianças e dos pais, o grau em que as crianças sentiam a falta de outras crianças e a idade das crianças mostraram estar negativamente relacionados com a satisfação geral com a vida das crianças. A monoparentalidade e o facto de ser filho único foram associados a níveis mais elevados de problemas infantis. No seu conjunto, estes resultados lançam luz sobre o bem-estar psicológico das crianças e das suas famílias durante as medidas governamentais de confinamento, bem como sobre as relações entre a capacidade de resposta das crianças e os antecedentes demográficos.[52]

Singh B et al 2020 realizaram um estudo com o objetivo de avaliar estas mudanças provocadas pelas restrições do confinamento devido à COVID-19. Também investiga para compreender o impacto imediato do confinamento COVID-19 nas pessoas, utilizando um questionário estruturado que recolhe informações demográficas, de estilo de vida e dietéticas. O inquérito foi divulgado em linha entre a população **indiana** adulta, urbana e alfabetizada com acesso à Internet. Das 1.200 pessoas que receberam o inquérito, participaram no estudo 1.008 inquiridos, com idades compreendidas entre os 18 e os 81 anos (mediana: 24). Foi observado um aumento do tempo de ecrã diário em 56,7% da população. Foi observada uma diminuição do stress relacionado com o trabalho em 43% da população, o padrão de sono melhorou em 36,7% das pessoas e 27,1% da população inativa apresentou um aumento da atividade física. Observou-se uma diminuição significativa na proporção de pessoas que consomem junk food (73,8%), álcool (27,6%) e tabaco (8,1%).[53]

Brescia A.V et.al 2021 estudaram o estilo de vida das **famílias italianas** durante o confinamento, avaliando o seu possível impacto na colaboração das crianças com o dentista pediátrico e o fator preditivo associado. Foram incluídos no estudo 212 pacientes com idades compreendidas entre os 3 e os 16 anos, que tinham iniciado o tratamento antes do confinamento e que tinham passado este período com ambos os pais. As entrevistas foram realizadas através de um questionário anónimo que avaliava as actividades escolares e lúdicas, o tipo de dieta, o tempo dedicado à higiene oral em casa e as actividades realizadas com os pais. A situação de trabalho dos pais durante o confinamento foi incluída para a correlacionar com o tempo passado em casa. A Frankl Behavior Rating Scale foi utilizada para determinar o grau de cooperação durante as sessões dentárias antes e depois do confinamento. Observou-se que as mudanças nas rotinas familiares e o aumento da presença dos pais em casa, durante o confinamento pandémico da COVID-19, estão associados a uma melhor colaboração das crianças durante as sessões dentárias.[54]

Hopcraft. M et.al 2020 realizaram um estudo para investigar o impacto da COVID-19 nos serviços dentários prestados na **Austrália** através do Child Dental Benefits Schedule. Este estudo foi uma análise retrospetiva dos dados do Medicare sobre a utilização do plano de benefícios dentários para crianças, obtidos junto do Governo australiano. Os dados foram analisados para o período de fevereiro a setembro de 2020, sendo o número de serviços prestados por mês em cinco categorias (diagnóstico, prevenção, restauração, endodontia e cirurgia oral) comparado com a média mensal de 2019 (95% CI) e o mesmo mês de 2019. Durante o período de março a setembro, foram prestados menos 881 454 serviços dentários em 2020 do que em 2019, com a maior diminuição registada em abril. Registou-se um maior declínio nos serviços de prevenção e diagnóstico e um menor declínio nos serviços de endodontia e cirurgia oral. Uma segunda vaga de COVID-19 em Victoria registou menos 198 609 serviços dentários prestados nesse estado de julho a setembro de 2020 do que em 2019. A prestação de serviços odontológicos ainda não havia retornado aos níveis normais em toda a Austrália em setembro de 2020. Concluiu-se que a pandemia de COVID-19 teve um impacto significativo na prestação de serviços odontológicos a crianças de meios socioeconómicos mais baixos que já apresentam níveis mais elevados de doenças dentárias e desvantagens no acesso aos cuidados dentários.[55]

Eggmann F et.al 2021 teve como objetivo avaliar se o serviço de emergência de uma grande instituição odontológica **suíça** enfrentou demandas diferentes (volume de pacientes, necessidades de tratamento, caraterísticas de atendimento odontológico) durante um bloqueio, emitido para mitigar a pandemia COVID-19, em comparação com as semanas anteriores e posteriores. O estudo mostrou que os abcessos, as emergências ortodônticas e o acompanhamento cirúrgico foram mais comuns durante o confinamento, enquanto o número de lesões dento-alveolares diminuiu (≤0,048). A prestação de cuidados dentários urgentes envolveu radiografias intra-orais mais frequentemente no período pré-confinamento em comparação com as semanas seguintes.[56]

Pietrobelli A et.al 2020 estudaram para testar a hipótese de que os jovens com obesidade, quando afastados das actividades escolares estruturadas e confinados às suas casas durante a pandemia da COVID-19, apresentarão tendências desfavoráveis em termos de comportamentos de estilo de vida. A amostra incluiu 41 crianças e adolescentes com obesidade que participaram num estudo observacional longitudinal localizado em **Verona, Itália**. Foram recolhidas informações sobre o estilo de vida, incluindo dieta, atividade e comportamentos de sono, na linha de base e três semanas após o confinamento nacional, durante o qual o confinamento em casa era obrigatório. As alterações nos resultados ao longo dos dois momentos do estudo foram avaliadas quanto à sua significância utilizando testes t emparelhados. Verificou-se que não se registaram alterações nos vegetais comunicados

o consumo de fruta aumentou (p=0,055) durante o confinamento. Em contrapartida, a ingestão de batatas fritas, carne vermelha e bebidas açucaradas aumentou significativamente durante o confinamento (intervalo de valores de p, 0,005 a <0,001). O tempo despendido em actividades desportivas diminuiu (X±SD) em 2,30±4,60 horas/semana (p=0,003) e o tempo de sono aumentou em 0,65±1,29 horas/dia (p=0,003). O tempo de ecrã aumentou 4,85±2,40 horas/dia (p<0,001), respetivamente.[57]

Campagnaro R et.al 2020 realizaram um inquérito para avaliar o impacto da pandemia no medo, nas escolhas alimentares e nas percepções de saúde oral dos pais do **Brasil**. O questionário contendo 19 questões foi aplicado remotamente a 1003 pais de crianças de 0 a 12 anos. As questões abordavam temas referentes a mudanças na rotina diária, hábitos alimentares, nível de medo, saúde bucal e variação de renda durante a pandemia. A análise dos dados incluiu a descrição das frequências relativas e absolutas das variáveis. Os testes de associação foram realizados através dos testes exato de Fisher e Kruskal-Wallis. Observou-se que 73% dos entrevistados relataram perda de renda. Quinhentos e sessenta e oito pessoas negaram procurar atendimento médico ou odontológico. 61,5% dos inquiridos revelaram alterações no padrão alimentar; a maioria referiu um aumento da ingestão de alimentos. A maioria dos pais (66,6%) só procuraria atendimento odontológico de urgência. Verificou-se uma associação entre a vontade dos pais em levar os seus filhos a consultas de medicina dentária com o nível de medo ($p < 0,001$). Posteriormente, concluiu-se que a maioria das famílias sofreu alterações na rotina diária e nos hábitos alimentares durante a pandemia. O medo dos pais em relação à COVID-19 tem impacto no seu comportamento em relação à procura de cuidados dentários para os seus filhos. [58]

Surme K et.al 2021 realizaram um estudo para avaliar o impacto da pandemia no medo, nas escolhas alimentares e nas percepções de saúde oral dos pais entre a população **da Turquia**. Um questionário com 19 perguntas foi aplicado remotamente a 1003 pais de crianças com idades compreendidas entre os 0 e os 12 anos. As perguntas abordavam tópicos relativos a alterações na rotina diária, hábitos alimentares, nível de medo, saúde oral e variação dos rendimentos durante a pandemia. A análise dos dados incluiu a descrição das frequências relativas e absolutas das variáveis. Os testes de associação foram realizados através dos testes exato de Fisher e Kruskal-Wallis. Verificou-se que 73% dos inquiridos referiram perda de rendimentos. Quinhentos e sessenta e oito pessoas negaram procurar atendimento médico ou odontológico. 61,5% dos inquiridos revelaram alterações no padrão alimentar; a maioria mencionou um aumento da ingestão de alimentos. A maioria dos pais (66,6%) só procuraria atendimento odontológico de urgência. Houve associação entre a disposição dos pais em levar seus filhos às consultas odontológicas e o nível de medo ($p < 0,001$).[59]

Di Renzo L et al 2020 realizaram um inquérito em italiano para investigar o impacto imediato da pandemia de COVID-19 nos hábitos alimentares e nas mudanças de estilo de vida entre a população **italiana** com idade ≥ 12 anos. O estudo compreendeu um pacote de questionário estruturado que inquiriu informações demográficas, dados antropométricos, informações sobre hábitos alimentares e informações sobre hábitos de vida. No total, foram incluídos no estudo 3533 inquiridos, com idades compreendidas entre os 12 e os 86 anos. O inquérito revelou que a perceção de aumento de peso foi observada em 48,6% da população; 3,3% dos fumadores decidiram deixar de fumar; foi reportado um ligeiro aumento da atividade física, especialmente no treino de peso corporal, em 38,3% dos inquiridos; o grupo populacional com idades compreendidas entre os 18 e os 30 anos resultou numa maior adesão à dieta mediterrânica quando comparado com a população mais jovem e mais idosa ($p < 0,001$; $p < 0,001$, respetivamente).[60]

Husain.Wet.al 2020 realizou um estudo transversal conduzido através de um questionário em linha para avaliar a mudança nos hábitos alimentares e nos comportamentos de estilo de vida no **Kuwait** durante a COVID-19, utilizando uma amostra de conveniência de 415 adultos residentes no Kuwait (faixa etária 18-73 anos). A taxa de não tomar o pequeno-almoço manteve-se constante, com um ligeiro aumento durante a pandemia. O almoço continuou a ser a principal refeição comunicada antes e durante a COVID-19. Em comparação com antes da COVID-19, era muito mais provável que as pessoas fizessem um lanche ou uma refeição tardia durante a COVID-19 (OR = 3,57 (IC 95% 1,79-7,26), p < 0,001). Além disso, houve uma diminuição drástica na frequência do consumo de fast-food durante a COVID-19, até 82% relataram não consumir fast-food (p < 0,001). Registou-se um aumento significativo da percentagem de participantes que tomaram a sua refeição principal confeccionada na hora (OR = 59,18 (IC 95% 6,55-1400,76), p = 0,001). Relativamente aos padrões dos grupos alimentares, não foram encontradas diferenças significativas antes e durante a pandemia em termos da frequência semanal de consumo, exceto no caso do peixe e marisco. Não se verificaram alterações assinaláveis nos hábitos de consumo de bebidas entre os participantes antes e durante a pandemia, com exceção do café Americano e do sumo fresco. Por outro lado, verificou-se uma grande redução da atividade física e um aumento do tempo de ecrã e dos comportamentos sedentários. Foi detectado um aumento notável do sono diurno e uma diminuição do sono noturno entre os participantes.[61]

Ahmed E F, et al 2020 realizaram um inquérito transversal observacional para avaliar o conhecimento de um grupo de **egípcios** sobre a infeção por COVID-19 e a sua perceção do papel dos dentistas na sua prevenção. Este estudo incluiu 74 participantes com entrevista presencial utilizando um questionário anónimo. O questionário continha 20 perguntas divididas em três partes; a primeira parte incluía as caraterísticas de base dos participantes. A segunda parte analisou o conhecimento dos participantes sobre a infeção por COVID-19 através de dez perguntas. Por último, quatro perguntas descreviam a perceção dos participantes sobre o papel dos dentistas na prevenção da propagação da COVID-19. O conhecimento geral dos participantes foi adequado, com 55,4%. As percentagens de "bom" e "mau" resultados globais de sensibilização foram de 40,5% e 4,1%, respetivamente. A perceção da maioria dos inquiridos sobre o papel dos dentistas na prevenção da COVID-19 foi fraca. Todas as caraterísticas de base não mostraram diferenças estatisticamente significativas em relação ao conhecimento dos participantes sobre a infeção por COVID-19 e a sua propagação ($p > 0,05$).[7]

Bekes. K et.al 2021 realizaram um inquérito em linha que foi distribuído entre os 128 dentistas pediátricos membros da Sociedade **Austríaca** de Dentisteria Pediátrica. O questionário estava dividido em três secções: 1) caraterísticas demográficas dos dentistas, 2) conhecimentos e atitudes gerais, 3) COVID-19 com enfoque na dentisteria pediátrica. Observou-se que setenta e cinco dentistas responderam; 58 questionários puderam ser incluídos na análise (93,1% do sexo feminino). Verificou-se que os dentistas pediátricos tinham um bom conhecimento geral da COVID-19. No entanto, apenas 10% tinham frequentado acções de formação ou palestras e 36,2% classificaram o seu papel no ensino aos doentes sobre a COVID-19 como sendo muito significativo. No início do surto, 78,6% apenas ofereciam serviços de emergência. Atualmente, apenas 10,3% dos dentistas trabalham sem máscara FFP2/3 quando produzem aerossóis.[62]

Moffat R.C et.al 2020 realizaram um estudo transversal através de um inquérito eletrónico entre 464 adultos **dos Estados Unidos** para explorar as percepções dos pacientes dentários sobre a suscetibilidade de contrair a COVID-19, as suas atitudes e crenças relacionadas com as consultas de cuidados dentários e as suas considerações sobre o regresso aos cuidados de rotina durante e após a pandemia. Mais de metade dos participantes no estudo tinham um diploma de 4 anos, um rendimento anual de pelo menos 50 000 dólares e boas práticas de higiene oral de escovagem frequente e consultas dentárias de rotina. A idade mais avançada e a concordância com declarações de atitudes positivas e crenças sobre cuidados dentários profissionais estavam positivamente relacionadas com a perceção de suscetibilidade de contrair COVID-19 em ambiente dentário. As percepções de suscetibilidade, uma maior valorização da medicina dentária e a concordância de que a COVID-19 é uma infeção grave foram positivamente relacionadas com declarações de atitude e crenças que reflectem cautela na frequência de consultas dentárias. Por último, a garantia dos responsáveis pela saúde pública confirmando a segurança de voltar a receber cuidados dentários de rotina foi o maior fator relatado como necessário para um regresso às consultas dentárias de rotina.[63]

Woolley J. et.al 2021 realizou um estudo para avaliar os detalhes das caraterísticas das lesões dentárias traumáticas (TDIs) durante a pandemia de Coronavirus 2019 (COVID-19) em 2020 em um centro de atendimento odontológico urgente no King's College Hospital Dental Institute, **Londres, Reino Unido**. Para fazer comparações, as caraterísticas dos TDIs de um período semelhante em 2019 também foram coletadas. Os dados foram recolhidos retrospetivamente a partir de registos clínicos de pacientes que sofreram traumatismos dentários durante ambos os períodos. Foi efectuada uma análise. Os resultados sugerem que a pandemia de COVID-19 influenciou a frequência, a etiologia e o tipo de TDIs. A fim de gerir adequadamente a prestação de serviços dentários, deve ser tida em consideração a influência das pandemias nas caraterísticas das emergências dentárias.[64]

PERCEPÇÃO DA COVID-19 PELOS PAIS DAS CRIANÇAS

A cárie precoce da infância (CPE) é um problema de saúde pública internacional,[65] e representa a maior incidência de doenças crónicas entre as crianças. No estudo de Liu Q et al 2020,[66] indicou que a pandemia alterou as atitudes das pessoas em relação à profilaxia da saúde oral nas crianças e que estas preferiram concentrar-se na profilaxia. Por conseguinte, é necessário desenvolver mais programas de educação e promoção da saúde oral que forneçam instruções sobre a prevenção eficaz e a melhoria da saúde oral.

Sun J et al 2020 realizaram um estudo para avaliar os conhecimentos e as atitudes em relação à doença do coronavírus 2019 (COVID-19) entre os pais de crianças doentes dentárias em **Shenzhen, na China,** durante o surto. Foi utilizado um questionário estruturado com 10 perguntas. Um total de 148 pais foram entrevistados por telefone. Um total de 94,59% dos pais afirmaram que prestavam muita atenção à COVID-19 e que a explicavam aos seus filhos; 66,22% consideravam que o ambiente dos serviços dentários era mais perigoso do que outros locais públicos; 91,89% acreditavam que os serviços dentários apresentavam um risco mais elevado de infeção pelo vírus; e 83,78% afirmaram que levariam os seus filhos a um serviço dentário se estes tivessem uma dor de dentes grave.[67]

Batista S A et.al 2020 realizaram um estudo transversal para avaliar os distúrbios do sono em crianças **brasileiras e portuguesas** (crianças de 3 a 15 anos) durante o distanciamento social, e sua associação com a perceção parental da higiene oral da criança. Através de questionário online, um total de 253 pais/cuidadores de crianças responderam a cinco domínios da versão em português da Escala de Distúrbios do Sono para Crianças, avaliando distúrbios respiratórios do sono, distúrbios da excitação, distúrbios da transição sono-vigília, distúrbios da sonolência excessiva e hiperidrose do sono. Observou-se que a maioria dos pais (72,2%) relatou mudanças na rotina da criança durante o distanciamento social. Os distúrbios respiratórios do sono *(P* = 0,019), os distúrbios da transição sono-vigília (*P* = 0,022) e os distúrbios de sonolência excessiva (*P* < 0,001) foram associados a uma higiene oral deficiente durante o distanciamento social e concluiu-se que os distúrbios do sono estão associados a uma higiene oral deficiente durante o distanciamento social. [2]

Tunc E.S et.al 2021 realizaram um inquérito transversal aos doentes pediátricos do **Norte da Turquia** e a um total de 389 pais que aceitaram participar no estudo. Foi elaborado um questionário com 18 itens para recolher informações sobre os conhecimentos e as atitudes dos pais relativamente a quando, porquê e como utilizar medicamentos e sobre as suas práticas de medicação dos filhos durante a pandemia de COVID-19. O inquérito revelou que a maioria dos pais (n = 273; 70,2%) praticava a automedicação para os problemas dentários dos seus filhos. A automedicação com medicamentos previamente prescritos foi geralmente preferida pelos pais (n = 179; 62,2%). Os analgésicos (98%) foram os medicamentos mais utilizados pelos pais na automedicação para os problemas dentários dos seus filhos.[68]

Farsi. D et al. 2021 realizaram um inquérito para avaliar os conhecimentos das mães sobre a doença do coronavírus 2019 e para avaliar as suas atitudes e receios em relação às consultas dentárias na **Arábia Saudita** durante a pandemia. Um questionário estruturado, uma amostra de 833 mães de crianças com 17 anos ou menos, de diferentes origens socioeconómicas. O questionário recolheu informações sobre os conhecimentos relativos à COVID-19, os padrões de visitas ao dentista, a vontade das mães de levar os filhos ao dentista e os factores que a afectam durante a pandemia. As mães que consideravam a clínica dentária menos perigosa ou semelhante a locais públicos estavam mais dispostas a levar os seus filhos ao dentista durante a pandemia do que aquelas que a consideravam mais perigosa (odds ratio [OR] = 2,9, intervalo de confiança de 95% [IC]: 1,2-7,0; OR = 2,3, 95% CI: 1,1-4,8, respetivamente). As mães que estavam dispostas a ir ao dentista durante a pandemia tinham mais probabilidades de levar os seus filhos ao dentista, em comparação com as mães que não estavam dispostas a ir elas próprias, OR = 16,9 (6,0-47,1). O obstáculo mais frequentemente referido para visitar a clínica dentária foi o medo de contrair o vírus de alguém que lá estivesse (80%). A maioria dos pais não levou o seu filho ao dentista durante a pandemia (83%) e 24% dos que tinham uma consulta marcada não permitiram que os seus filhos a frequentassem. [69]

Li.Z et.al 2021 realizaram um inquérito transversal em linha para avaliar os cuidados de saúde oral entre crianças em idade escolar durante a epidemia de COVID-19 em **Wuhan, China**. O questionário foi preenchido pelos pais das crianças ou outros membros da família. A informação sobre os dados demográficos, o estado de saúde oral, os comportamentos em matéria de cuidados de saúde oral e as atitudes dos pais em relação aos cuidados de saúde oral foi recolhida no final do encerramento das aulas. Foram incluídos nesta investigação 18 383 indivíduos com idades compreendidas entre os 6 e os 13 anos, com dados completos, e 44,2% deles sofreram de dor ou desconforto relacionados com os dentes e as gengivas durante a epidemia. Embora pudesse haver uma necessidade e uma preocupação crescentes com os cuidados de saúde oral durante o surto e mesmo quando o surto foi controlado, a preocupação com a infeção tornou difícil para as pessoas satisfazerem as suas exigências de assistência dentária.[70]

Liu Q. et. al 2020 realizaram um inquérito baseado na Internet que envolveu 1264 crianças (do 2.º ao 6.º ano) e os seus pais de duas escolas primárias entre 25 de fevereiro e 8 de março de 2020, na **província de Hubei, na China**. Os problemas de comportamento foram avaliados utilizando o Questionário de Forças e Dificuldades (SDQ). Observou-se que a prevalência de comportamentos pró-sociais entre as crianças foi de 10,3%, seguida de dificuldade total (8,2%), problemas de conduta (7,0%), problemas de pares (6,6%), hiperatividade-desatenção (6,3%) e problemas emocionais (4,7%). Em comparação com as crianças que não praticavam exercício físico, as crianças com atividade psíquica apresentavam um menor risco de hiperatividade-desatenção (Odds Ratio (OR): 0,44 para 1-2 dias/semana; OR: 0,56 para mais de 2 dias/semana) e menos problemas de comportamento pró-social (OR: 0,65 para 1-2 dias/semana; OR: 0,55 para mais de 2 dias/semana). Os filhos de pais com sintomas ansiosos foram associados a riscos acrescidos de sintomas emocionais e de dificuldade total (OR: 5,64 e 3,78, respetivamente). Concluiu-se que a prevalência de problemas comportamentais entre crianças em idade escolar variou de 4,7% a 10,3% em quarentena domiciliar durante o surto de COVID-19. A prática de exercício físico pode ser uma medida eficaz para reduzir os problemas de comportamento das crianças em idade escolar em confinamento domiciliário.[66]

SAÚDE MENTAL DURANTE A PANDEMIA DE COVID-19 NO GERAL POPULAÇÃO

A COVID-19 não só ameaça a saúde física, como também tem provocado sequelas a nível da saúde mental (ou seja, perda de familiares, perda de emprego, constrangimentos e incertezas sociais e medo do futuro).[71,72,45] Em geral, os problemas de saúde mental, incluindo a depressão e a ansiedade, tiveram um impacto negativo importante na população durante a pandemia de COVID-19.[73]

Wang.C et.al 2020 mostraram que os problemas de saúde mental, como a depressão, a ansiedade, a insónia e a perturbação de stress pós-traumático (PTSD), aumentaram subitamente após o surto de COVID-19 na população **de Singapura**: 53,8% dos inquiridos classificaram o impacto psicológico do surto como moderado ou grave; 16,5% dos participantes referiram sintomas depressivos moderados a graves; 28,8% dos participantes referiram sintomas de ansiedade moderados a graves; e 24,5% dos participantes revelaram stress psicológico. Além disso, estes problemas de saúde mental foram mais graves nos doentes confirmados e nos profissionais de saúde.[74]

Choi EPH, 2020 realizou um estudo para avaliar a depressão e a ansiedade das pessoas em **Hong Kong** durante a pandemia de COVID-19. Os inquiridos foram recrutados aleatoriamente e solicitados a preencher um questionário estruturado, incluindo o questionário de saúde do paciente-9 (PHQ-9), o transtorno de ansiedade generalizada-7 (GAD-7), a escala de classificação global de mudança e itens relacionados com a COVID-19. Dos 500 inquiridos incluídos no estudo, 19% tinham depressão (pontuação PHQ-9 _ 10) e 14% tinham ansiedade (pontuação GAD _ 10). Além disso, 25,4% referiram que a sua saúde mental se tinha deteriorado desde a pandemia. [75]

Schafer S.K et al 2020 tinham como objetivo avaliar o impacto do surto de COVID-19 na saúde mental e investigar a capacidade dos níveis de SOC anteriores ao surto para prever alterações nos sintomas psicopatológicos na **Alemanha**. Apesar da estabilidade global (82%), foram identificadas alterações clinicamente significativas dos sintomas em 18% dos inquiridos (aumento em 10% e diminuição em 8%). Além disso, 15% apresentaram angústia traumática relacionada com a COVID-19 acima do limite. Enquanto os sintomas aumentaram no grupo de elevado stress, o grupo de baixo stress apresentou sintomas reduzidos na avaliação pós-rutura. Os níveis de stress eram mais elevados nos inquiridos que tinham uma má qualidade de sono.[76]

As questões de saúde mental no contexto da pandemia de COVID-19 na Índia são mais complexas devido à grande proporção de população social e economicamente vulnerável (crianças, geriátricos, trabalhadores migrantes, etc.), ao elevado peso das doenças mentais pré-existentes, às infra-estruturas de serviços de saúde mental limitadas, à menor penetração de soluções digitais de saúde mental e, sobretudo, ao medo criado devido à enorme desinformação nas redes sociais. [77] Por conseguinte, as intervenções também devem ser específicas e relevantes para as circunstâncias na Índia.

Geetika S et al 2020 *realizaram um* estudo transversal em linha para avaliar a ansiedade, a obsessão e o medo do coronavírus na **população indiana**, utilizando escalas validadas da escala de ansiedade do coronavírus, da escala de obsessão com a COVID-19 e da escala de medo da COVID-19, respetivamente. O estudo recebeu respostas de 2004 participantes de 31 estados e territórios da união da Índia. A prevalência global de perturbações psicológicas devidas à COVID-19 foi de 53,3% (n=1068). A prevalência da ansiedade foi de 3,29% (n=66), da obsessão 13,47% (270) e do medo 46,9% (1045). Cerca de 2,8% (55) dos participantes sofriam das três perturbações psicológicas.[78]

Varshney M et al 2020 realizaram um inquérito em linha (FEEL-COVID) utilizando os princípios da bola de neve e convidando à participação através de mensagens de texto. O inquérito recolheu dados sobre variáveis sociodemográficas e clínicas relacionadas com a COVID-19 (com base nos conhecimentos actuais) e mediu o impacto psicológico com a ajuda da escala Impact of Event - revised (IES-R). Registou-se um total de 1106 respostas de cerca de 64 cidades da **Índia.** Destas, 453 respostas tinham pelo menos um item em falta, pelo que foram excluídas da análise. A idade média dos inquiridos era de cerca de 41 anos, com um rácio homem/mulher de 3:1 e cerca de 22% dos inquiridos eram profissionais de saúde. Globalmente, cerca de um terço dos inquiridos teve um impacto psicológico significativo (pontuação IES-R > 24). Previa-se um maior impacto psicológico com a idade mais jovem, o género feminino e a doença física comórbida.[79]

Chakraborty K et al 2020 realizaram um inquérito em linha para avaliar o impacto psicológico da pandemia de COVID-19 na população em geral em **Bengala Ocidental,** na **Índia.** Foi utilizado um questionário auto-desenhado de 38 itens, tendo sido recebido um total de 507 respostas. Observou-se que cerca de cinco sétimos (71,8%) e um quinto (24,7%) dos inquiridos se sentiram mais preocupados e deprimidos, respetivamente, nas últimas duas semanas. Metade dos inquiridos (52,1%) estava preocupada com a ideia de contrair a COVID-19 e um quinto (21,1%) dos inquiridos pensava repetidamente em fazer o teste para detetar a presença da COVID-19, apesar de não ter sintomas. A maioria (69,6%) dos inquiridos estava preocupada com as perdas financeiras em que estavam a incorrer durante o período de confinamento. Um quarto (25,6%) e um terço (30,8%) dos inquiridos consideraram que a pandemia de COVID-19 tinha ameaçado a sua existência e tiveram dificuldade em adaptar-se à nova rotina durante o período de confinamento de 21 dias, respetivamente.[80]

PANDEMIA DE COVID -19 E MEDICINA DENTÁRIA

O surto da doença do coronavírus 2019 (COVID-19) tornou-se uma doença grave, fatal e altamente contagiosa. Na atual pandemia de COVID-19, os dentistas, os auxiliares e os pacientes submetidos a procedimentos dentários correm um risco elevado de infeção cruzada. A medicina dentária é considerada a profissão de maior risco para a COVID-19. A maioria dos procedimentos dentários exige um contacto estreito com a cavidade oral, a saliva, o sangue e as secreções do trato respiratório do paciente. Além disso, a transmissão por aerossóis e fómites do SARS-CoV-2 é também plausível, uma vez que o vírus pode permanecer viável e infecioso em aerossóis durante pelo menos três horas e em superfícies durante dias.[81-82]

A carga viral do SARS-CoV-2 foi consistentemente elevada na saliva.[83] Além disso, as células epiteliais das glândulas salivares podem ser potencialmente infectadas pelo SARS-CoV e tornar-se uma fonte importante do vírus na saliva.[84] Este estudo confirma, assim, que a ACE2 também é expressa nas glândulas salivares, que o SARS-CoV-2 pode ser detectado na saliva e que os sintomas orais podem ser frequentemente manifestados pelos doentes com COVID-19.[85] Isto é plausível, uma vez que a presença de algumas estirpes de vírus na saliva durante 29 dias foi relatada na literatura.[86] Por este motivo, sugere-se que todos os pacientes que visitem um consultório dentário sejam tratados com as devidas precauções.

Güçlü E et al 2020 efectuaram um estudo para comparar a saliva e a amostra de zaragatoa oro-nasofaríngea no diagnóstico molecular da COVID-19. Os doentes foram divididos em três grupos. O Grupo 1 incluiu doentes cujo diagnóstico de COVID-19 foi confirmado por reação em cadeia da polimerase (PCR). O Grupo 2 incluiu doentes com achados compatíveis com a COVID-19 na tomografia computorizada (TC) do pulmão, mas com uma PCR negativa. O Grupo 3 incluiu doentes que se apresentaram no serviço de urgência com queixas compatíveis com a COVID-19, mas com TC normal. As amostras de saliva e SNO foram colhidas no terceiro dia de hospitalização nos grupos 1 e 2, enquanto no grupo 3 foram colhidas no momento da admissão no hospital. No total, 64 pacientes foram incluídos no estudo. A idade média foi de 51,04 ± 17,9 anos, e 37 (57,8%) eram do sexo masculino. O SARSCoV-2 foi detectado em 27 (42,2%) amostras de saliva dos doentes. Enquanto a sensibilidade e o valor preditivo positivo das amostras de saliva foram de 85,2%, a especificidade e o valor preditivo negativo foram de 89,2%. Concluiu-se que as amostras de saliva podem ser utilizadas em vez das amostras de SNO na deteção do SARS-CoV-2. A investigação do SARS-CoV-2 com saliva é mais barata, mais fácil para o doente e em geral e, o que é mais importante, apresenta um risco muito menor de contaminação do pessoal de saúde pelo SARS-CoV-2.[87]

Teo AKG et al 2021 tiveram como objetivo testar a sensibilidade da saliva naso-orofaríngea e da zaragatoa nasal auto-administrada (SN) em comparação com a zaragatoa nasofaríngea (NP) para o teste COVID-19 numa grande coorte de trabalhadores migrantes em Singapura. Também testaram a utilidade da sequenciação de nova geração (NGS) para o diagnóstico da COVID-19. Foram recolhidas zaragatoas de saliva, NP e SN de indivíduos que apresentaram infeção respiratória aguda, dos seus colegas de quarto assintomáticos e de casos anteriores confirmados que estavam a ser submetidos a isolamento num centro de cuidados comunitários em junho de 2020. Todas as amostras foram testadas por RT-PCR. O NGS baseado no amplicon do SARS-CoV-2 com análise filogenética foi efectuado para 30 amostras. Foram recrutados 200 indivíduos, dos quais

91 e 46 foram testados duas e três vezes, respetivamente. No total, 62,0%, 44,5% e 37,7% das amostras de saliva, NP e SN foram positivas. Os valores do limiar do ciclo (Ct) foram mais baixos durante o período inicial da infeção em todos os tipos de amostras. A percentagem de saliva positiva foi superior à das zaragatoas NP e SN. Encontrámos uma forte correlação entre a cobertura do genoma viral por NGS e os valores de Ct para o SARS-CoV-2. As análises filogenéticas revelaram a Clade O e a linhagem B.6 que se sabe estarem a circular em Singapura. Verificámos que a saliva é uma amostra sensível e viável para o diagnóstico da COVID-19.[88]

Transmissão do vírus nos consultórios dentários durante a pandemia de COVID-19

Veena HR et al 2015[89] realizado num manequim equipado com maxilares fantasma e sentado numa cadeira de dentista, mostrou que os níveis mais elevados de contaminantes de aerossóis podem ser encontrados a 60 cm da cabeça do doente, principalmente no braço direito do dentista, na sua máscara e à volta do nariz e dos olhos. Além disso, o aerossol gerado por um dispositivo ultrassónico pode permanecer suspenso no ar durante 30 minutos após o procedimento.

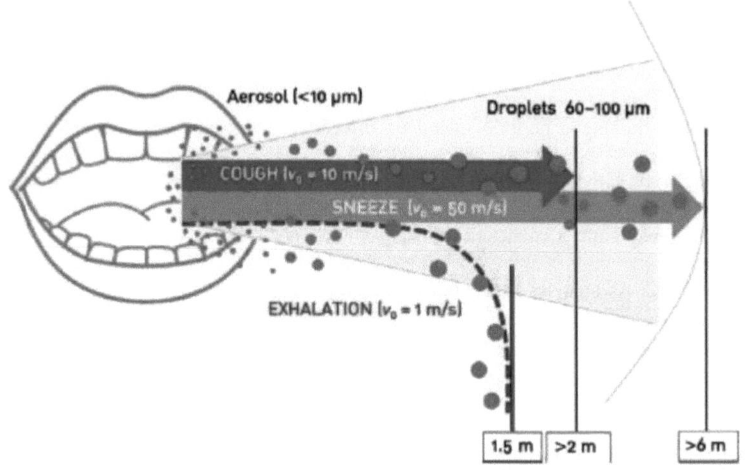

Diagrama que representa a distância de exalação das micropartículas de aerossol e das gotículas grandes (Dados da imagem original retirados de Xie et.al 2007[90]

Manifestações orais de doentes infectados com COVID-19

Os sintomas comuns na fase pré-sintomática são ageusia (perda do paladar) ou disgeusia, anosmia inespecífica (perda do olfato), secura oral, hipossalivação, lesões vesiculobolhosas e úlceras aftosas.[91] Poucos relatórios referiram úlceras inexplicáveis, gengivite descamativa, úlceras herpetiformes na gengiva aderente, bolhas/úlceras irregulares no dorso da língua, aumento da glândula submandibular e aumento dos gânglios linfáticos cervicais.[92] A disgeusia ou ageusis e a anosmia são comuns nos doentes com COVID-19, variando entre 5,6%[93] 88,8%[32] dos doentes. Estes sintomas são mais comuns em indivíduos jovens e do sexo feminino, e normalmente resolvem-se em 3 semanas. A ageusia ou perda do paladar é atribuída à presença de células que expressam a ACE2 em maior número nas células epiteliais dos tecidos orais e da mucosa nasal. A expressão da ACE2 é mais profunda nos receptores gustativos da língua do que nos tecidos bucais ou gengivais, levando a certas alterações quimiossensoriais que conduzem à ageusia. Estas alterações podem ocorrer devido a danos diretos nos receptores gustativos e olfactivos provocados pelo vírus SAR-CoV-2. A causa exacta das úlceras/bolhas é ainda desconhecida, existindo uma grande diferença na opinião de vários autores. Alguns investigadores sugerem que estas são o resultado direto da infeção pelo SARS-CoV-2, mas a maioria dos autores considera-as como úlceras aftosas secundárias ao stress mental ou à reativação ou nova infeção por vários agentes patogénicos, incluindo o vírus do herpes simplex ou outras infecções oportunistas, devido à alteração do estado imunitário do indivíduo relacionada com o vírus SARS-CoV-2. Os efeitos secundários orais relacionados com a utilização de IFN-αβ(utilizado no tratamento da COVID-19) podem incluir boca seca, resultando em casos frequentes de candidíase oral. O SARS-CoV-2 também pode causar uma tempestade de citocinas, que pode agravar as condições autoimunes existentes na área orofaríngea, levando a sintomas orais.[94] Além disso, foram manifestadas infecções herpéticas como o herpes simples e o herpes zoster. Outras lesões observadas devido ao agravamento do mecanismo imunitário são o pênfigo, o líquen plano, o penfigoide e a síndrome de Sjogren. A manifestação oral mais grave é a chamada sintomatologia tipo Kawasaki, que inclui eritema, secura, fissuras, descamação, fissuras e sangramento da mucosa e dos lábios e língua em morango. A investigação recente de Emodi-perlman et al. 2020[95] mostra que também a articulação temporomandibular e os músculos estão envolvidos na COVID-19.

GESTÃO DA COVID-19 EM CRIANÇAS EM AMBIENTES DENTÁRIOS PEDIÁTRICOS [96-103]

Apesar da rápida propagação comunitária do novo vírus corona na China, os cuidados dentários de emergência foram reduzidos em apenas 38%, o que prova que os cuidados dentários de emergência para a população em geral são muito essenciais e, por conseguinte, é necessário tomar medidas. Enquanto prestadores de cuidados de saúde, temos de atenuar a propagação da doença na comunidade através de acções responsáveis, prestando simultaneamente cuidados dentários óptimos e mantendo-nos a nós próprios, ao nosso pessoal e aos pacientes em segurança.

Os desafios na prestação de cuidados dentários pediátricos durante e após a pandemia são:

- Período de incubação e carácter assintomático da doença em crianças.
- Salpicos de aerossóis e transmissão de doenças durante vários procedimentos dentários.
- Medo dentário em crianças - o que pode fazer com que o paciente não coopere durante o tratamento dentário.
- Separação dos pais na sala de operações.
- As técnicas de gestão do comportamento envolvem conversas frequentes ou contacto físico com a criança.
- Relação risco-benefício de um tratamento que está a ser administrado.
- Cuidados dentários de urgência, se forem necessários para casos específicos.

Protocolo para o paciente pediátrico que necessita de tratamento dentário:

- Teleaconselhamento e triagem de pacientes.
- Categorizar o tratamento dentário .
- Rastreio da criança e do acompanhante à entrada.
- Utilização de precauções de contacto e de contacto com o ar - minimização de AGP e utilização de equipamento de proteção individual (EPI).
- Controlo da infeção no bloco operatório.

Propõe-se a categorização das doenças dentárias com base na urgência da necessidade de tratamento. O objetivo desta medida é reduzir as entradas e, consequentemente, a afluência de pacientes à clínica dentária.

Pode ser classificada da seguinte forma:

- **Cuidados dentários de emergência - envolve** a condição de origem dentária que aumenta o risco de morte do paciente.
- **Cuidados dentários urgentes - envolve** uma condição dentária que requer cuidados prioritários, mas que não aumenta o risco de morte do paciente.
- **Cuidados dentários electivos:**
    - Gerido sem AGP.
    - Gerido com AGP.
    - - Cuidados dentários ao domicílio.

RECOMENDAÇÕES PARA A PRÁTICA DENTÁRIA PEDIÁTRICA APÓS O SURTO DE COVID-19 [96,103]

Recomenda-se o adiamento de todos os procedimentos dentários electivos para a criança durante a pandemia. Os cuidados dentários urgentes em pacientes pediátricos são sensíveis ao tempo e a falta de tratamento pode levar a efeitos prejudiciais a longo prazo. Por conseguinte, o tratamento das condições da categoria de emergência e urgência deve ser mantido em funcionamento durante a pandemia.

Os procedimentos dentários electivos não geradores de aerossóis podem ser uma alternativa para evitar a deterioração da lesão existente. Isto deve ser feito com medidas rigorosas de controlo de infecções e utilização de EPI, de acordo com as diretrizes prescritas.

O confinamento conduziu a um horário irregular e a hábitos alimentares variados entre as crianças. Este facto pode levar a lanches frequentes e ao consumo de hábitos alimentares promotores de cáries, pelo que os cuidados domiciliários devem ser uma parte importante do teleaconselhamento para evitar a exacerbação da doença existente. Devem ser promovidos hábitos alimentares saudáveis e a escovagem duas vezes por dia para prevenir o aparecimento de cáries.

Para os pais de crianças com necessidades especiais de cuidados de saúde, mesmo um conselho telefónico sobre higiene oral pode ter um impacto significativo no resultado clínico a longo prazo. Podem ser aconselhados a continuar a tomar os medicamentos prescritos, uma vez que alterações súbitas na terapia podem ter um efeito prejudicial no resultado. Um acompanhamento telefónico regular pode ajudar a controlar o estado da doença e, se necessário, encaminhar a criança para um serviço de urgência em caso de agravamento da doença.

Quando a pandemia estiver em declínio, será necessário mudar para o novo normal da medicina dentária. A ênfase deve ser colocada nos protocolos preventivos, na medicina dentária minimamente invasiva e na utilização de métodos quimio-mecânicos de remoção de cáries.

PROTOCOLO PASSO A PASSO PARA O TRATAMENTO DE DOENTES PEDIÁTRICOS APÓS UM SURTO DE COVID-19[96-103]

Tele-rastreio

Para minimizar o risco de exposição, recomenda-se que se evitem as visitas físicas ao consultório dentário. Assim, a triagem e o rastreio por telefone podem ser efectuados para identificar os pacientes (acompanhantes) com suspeita de COVID-19 antes de marcar a consulta. Durante a triagem telefónica, os responsáveis pela tomada de decisões, como os odontopediatras, devem avaliar a situação dos sintomas do doente e fornecer orientações com base na urgência.18 Isto deve ser feito atempadamente para evitar o agravamento dos sintomas. Antes de marcar fisicamente a consulta de um doente na clínica dentária, é necessário verificar os seguintes aspectos

Três perguntas básicas para determinar o estatuto da criança/pessoa que a acompanha:

- História de contacto com um doente/familiar suspeito de COVID.
- Histórico de viagens recentes.
- Sintomas específicos de febre, tosse ou falta de ar em qualquer

membro da família ou a criança.

Se a resposta for "SIM" a qualquer uma das perguntas anteriores, o tratamento dentário da criança deve ser adiado durante 2 semanas e apenas deve ser efectuado um tratamento farmacológico para alívio sintomático. O dentista tem assim tempo para encaminhar o doente para um especialista ou seguir todas as medidas de precaução se o doente tiver de ser tratado numa altura posterior.

Se a resposta às perguntas acima for "NÃO", o paciente pode ser agendado para uma consulta na clínica.

Estatuto de residência da criança

Propõe-se que se considere o estatuto de residência da criança antes de esta ser agendada para a clínica dentária. Se a criança permanecer na zona vermelha ou na área de contenção, os procedimentos electivos podem ser adiados e, ao mesmo tempo, é defendida a higiene em casa para evitar a exacerbação dos sintomas.

Imagens positivas antes da visita

Recomenda-se fornecer aos pais informações visuais, como fotografias do tratamento dentário ou da clínica dentária, antes de visitarem a clínica através de métodos digitais. 19 Isto irá familiarizar os pais com a clínica dentária e com os prováveis procedimentos que serão efectuados na criança. Tendo em conta a atual pandemia, as imagens positivas também podem incluir dentistas vestidos com EPI, habituando assim a criança ao consultório dentário.

Instruções antes da nomeação

- A criança e um acompanhante devem usar a máscara.
- A criança deve ser acompanhada por um número mínimo de pessoas.
- Para evitar os transportes públicos.
- Deve ser fornecido aos pais um breve resumo do tratamento a efetuar.
- Só a criança pode entrar no bloco operatório.

Chegada do paciente à clínica

Assim que o tele-rastreio confirmar o bem-estar da criança, é marcada uma visita ao consultório dentário.

À chegada:

- Avaliar a temperatura corporal da criança e da pessoa que a acompanha utilizando um termómetro de testa sem contacto.

• Oxímetro de pulso - para detetar níveis de oxigénio e identificar casos assintomáticos.20

• Avaliar os níveis de ansiedade da criança - os doentes que necessitem de orientação comportamental com contacto físico reforçado e pessoal múltiplo podem ser adiados para tratamento posterior.

• Providenciar a lavagem das mãos junto à entrada da clínica.

Modificação da zona de espera

• Pouco material de contacto com o doente, como brinquedos, livros, etc.

• Tempo de espera mínimo ou nulo na sala de espera.

• Se o tempo de espera - organização da sala de espera mantendo o distanciamento social.

Manuseamento de doentes no bloco operatório

Para os procedimentos clínicos dentários, a REGRA DE PENSAMENTO deve ser que todas as crianças devem ser consideradas como potenciais portadores de risco.

Quando a criança tem acesso ao consultório dentário, a equipa dentária desempenha um papel fundamental para limitar o risco de transmissão. Tendo em conta a ansiedade das crianças no consultório dentário, é necessário criar um ambiente descontraído e sem ansiedade para a criança.

Gestão do comportamento

A gestão do comportamento é uma parte essencial da prática dentária pediátrica. Uma vez que as técnicas convencionais de gestão do comportamento implicam uma comunicação e um contacto físico frequentes com a criança, é necessário modificar ou utilizar técnicas que tenham um mínimo de comunicação ou contacto com a criança. Estas incluem:

Distração - É uma técnica comum aplicada na prática dentária que desvia a atenção de uma criança do que pode ser entendido como um procedimento desagradável. Pode ser uma distração áudio ou audiovisual. A criança pode selecionar a sua escolha de canções ou histórias durante o tratamento.

É uma técnica de baixo custo e não interfere com o tratamento dentário.

É fácil de executar e facilmente aceite pelas crianças.

Esta técnica oculta parcialmente o ruído ambiental e, por conseguinte, pode ser um método preferível de gestão do comportamento com o mínimo de comunicação.

- Reforço positivo - Qualquer coisa que a criança considere agradável pode atuar como um reforço positivo. Os reforços mais poderosos são os estímulos sociais, como expressões faciais ou elogios verbais curtos. Quando não se pode dar palmadinhas na criança, a utilização da linguagem gestual pode ser uma alternativa adequada.
- *Comunicação não-verbal-*

Constitui o aspeto fundamental da comunicação. Existem várias formas de comunicação não verbal, que incluem as expressões faciais, os gestos ou a aparência. Modificar as máscaras faciais de modo a que as expressões sejam visíveis pode ser uma alternativa inovadora. Uma vez que os EPI constituem uma parte significativa dos procedimentos no cenário atual, os EPI poderiam ser personalizados com cores e desenhos adequados às crianças.

Gestão dentária

Os procedimentos geradores de aerossóis devem ser evitados e, na medida do possível, deve optar-se por não recorrer a PGA. Se as PGA forem efectuadas em caso de tratamento de emergência, o operador deve usar os EPI recomendados

Elixir bucal

Estudos recentes indicaram que o colutório com clorexidina é ineficaz contra o coronavírus. Por outro lado, o vírus parece ser vulnerável à oxidação e, por isso, recomenda-se que a criança seja lavada com uma solução anti-séptica antes de iniciar o procedimento para reduzir a carga bacteriana.

Higiene das mãos

Uma boa higiene das mãos deve tornar-se um protocolo regular numa clínica dentária durante e após a pandemia de COVID-19. O não cumprimento dos métodos de higiene das mãos pode constituir um desafio para o controlo da pandemia. Um estudo chinês recomenda27 "dois antes e três depois" como procedimento padrão de higiene das mãos, salientando que o profissional de saúde oral deve lavar as mãos antes de examinar o paciente, antes dos procedimentos dentários, após contacto direto com o paciente, após tocar no ambiente sem desinfeção prévia e após tocar na mucosa oral ou na pele dos pacientes ou após entrar em contacto com saliva ou fluidos orais. Deve evitar-se tocar nos olhos, nariz e boca enquanto se trata o doente.

Opções de tratamento reestruturadas após a pandemia

A mudança para a medicina dentária minimamente invasiva e a gestão preventiva podem ser uma parte essencial da medicina dentária atual.

- Protocolo preventivo: Todas as crianças classificadas como de alto risco de cárie dentária devem ser submetidas a uma aplicação de selantes nas superfícies oclusais dos molares permanentes.
- O fosfopeptídeo de caseína-fosfato de cálcio amorfo (CPP-ACP) pode ser utilizado para tratar lesões de manchas brancas.
- Protocolo de tratamento:

- A aplicação de um dique de borracha deve ser encorajada em todos os casos, mas no caso de uma criança que não coopera, a extração pode ser a opção de tratamento preferida para a pulpite irreversível que requer pulpectomia.

Os tratamentos múltiplos numa única sessão podem ser uma alternativa melhor do que as consultas frequentes.

As lesões de manchas brancas e as cáries do esmalte e da dentina podem ser tratadas de forma conservadora utilizando agentes químicos como o fluoreto de diamina de prata (SDF), o fluoreto de nanosilver ou o nitrato de prata. O diamino fluoreto de prata é conhecido por travar as cáries e simultaneamente prevenir a ocorrência de novas cáries. A única desvantagem é que mancha o dente de preto. As preparações à base de nano prata estão a ganhar popularidade como excelentes agentes antibacterianos, antivirais e antifúngicos. Sabe-se que as partículas de nanoprata se ligam às membranas celulares e penetram nas bactérias. Reagem com o ADN e com as mitocôndrias da cadeia respiratória para causar danos celulares. Os agentes de remoção de cáries quimio-mecânicos (CMCR) são um método alternativo à perfuração convencional. Estes envolvem o amolecimento químico da dentina cariada seguido de uma escavação suave para eliminar a porção mais externa (dentina infetada), deixando para trás a dentina desmineralizada afetada que pode ser remineralizada e reparada. Estas poderiam ser alternativas adequadas à utilização de dispositivos geradores de aerossóis. Os procedimentos de anestesia eletiva com sedação devem ser temporariamente evitados durante a fase pandémica. A sedação por inalação através da utilização de óxido nitroso pode gerar aerossóis através de um fluxo de gases através de um circuito semi-fechado e pode chegar ao ambiente, uma vez que a máscara não está hermeticamente fechada. Embora o risco de aerossolização durante a administração de óxido nitroso seja apenas moderado, o pessoal dentário tem de segurar a máscara diretamente sobre o nariz e a boca de um doente potencialmente não cooperante. Por conseguinte, pode ser utilizada com as máximas precauções e a tarefa de colocação da máscara e monitorização do saco do reservatório pode ser atribuída a indivíduos separados durante o procedimento, seguindo as precauções de controlo de infecções.

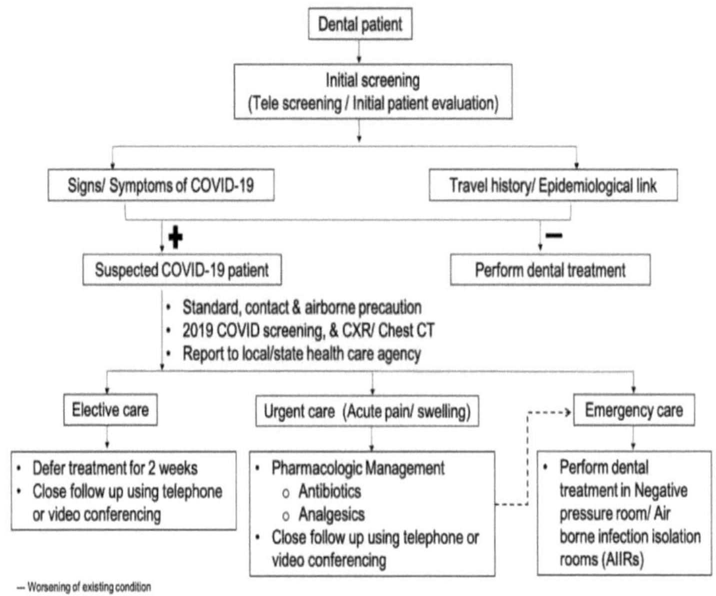

Orientações/recomendações sobre a prestação de cuidados dentários durante a pandemia de covid-19

LISTA DE PROCEDIMENTOS DENTÁRIOS URGENTES E DE EMERGÊNCIA

(De acordo com o Ministério da Saúde e do Bem-Estar Familiar)[104]

(According to ministry of health and family welfare)[104]

	CLINICAL CONDITION /PROCEDURES	*RISK LEVEL*
EMERGENCY DENTAL PROCEDURES	Fast spreading infections of facial spaces/Ludwig Angina/Acute cellulitis of dental origin/Acute Trismus. Should connect with hospital settings emergency settings immediately.	**Very high**
	Uncontrolled bleeding of dental origin. Should connect with hospital settings emergency settings to rule out other causes.	**Very high**

Severe uncontrolled dental pain, not responding to routine measures.	**High**
Trauma involving the face or facial bones.	**Very high**
Radiographs like PNS, OPG, CBCT in facial trauma and in medico-legal situations	**High**
CHILDREN AND ADOLESCENTS	
Acute Pulpitis	**High**
Dental abscess	**Very high**
Dentoalveolar trauma	**High**
Pain of cavitation needing temporisation	**High**
Unavoidable Dental Extractions	**Very high**
Orthodontic procedures (see the section on adults)	**Moderate**
ADULTS AND GERIATRIC	
Dental pain of pulpal origin not controlled by Advice, Analgesics, Antibiotics (AAA)	**High**
Acute dental abscess of pulpal / periodontal/ endo-perio origin/ Vertical split of teeth Completion of ongoing root canal treatment **High** (RCT)	**High**
Temporization of cavitation in teeth which are approximating pulp but do not need pulp therapy	**High**
Broken restoration/ fixed prosthesis causing sensitivity of vital teeth/ endangering to pulpitis /significant difficulty in mastication	**High**

URGENT PROCEDURES

	Unavoidable Dental Extractions / Post extraction complications	**Very high**
	Already prepared teeth/ implant abutments to receive crowns	**High**
	Peri-implant infections endangering stability	**High**
	Pericornitis / Operculetomy	**High/**
	Oral mucosal lesions requiring biopsy	**High**
	Long-standing cysts and tumours of the jaw with abrupt changes	**High**
	Sharp teeth /Trigeminal neuralgia	**Moderate**
	Orthodontic wire or appliances, piercing or impinging on the oral mucosa.	**Moderate**
	Orthodontic treatment causing Iatrogenic effects	**Moderate**
	Delivery of clear aligners	**Moderate**
	Patients on skeletal anchorage	**Moderate**
	Repair of Broken complete dentures	**High**
	Implant prosthesis related issues	**High**
	Oral mucosal infections such as candidiasis	**High**
	Oral mucosal lesions showing sudden changes or suspicion of causing severe problems,/ oral cancer requiring biopsy	**High**
URGENT PROCEDURES	**PATIENTS WITH MEDICAL CONDITIONS**	
	Diabetes patients requiring treatment for periodontal conditions	**High**
	Dental treatment for patients requiring cardiac surgery	**Very high**
	Hospitalised patients requiring dental care for acute problems	**Very high**
	Patients requiring dental treatment for radiotherapy /organ transplantation	**Very high**

UTILIZAÇÃO DE EQUIPAMENTO DE PROTECÇÃO INDIVIDUAL (EPI)

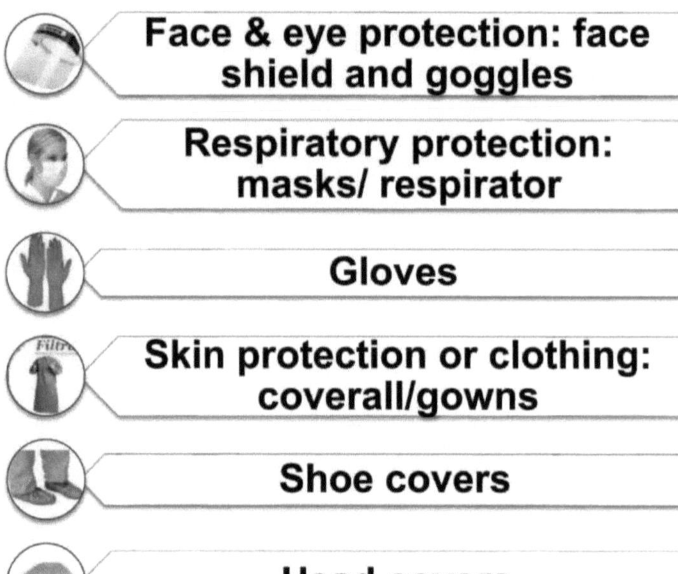

DOAÇÃO DE EQUIPAMENTO DE PROTECÇÃO INDIVIDUAL

SEQUENCE FOR PUTTING ON PERSONAL PROTECTIVE EQUIPMENT (PPE)

The type of PPE used will vary based on the level of precautions required, such as standard and contact, droplet or airborne infection isolation precautions. The procedure for putting on and removing PPE should be tailored to the specific type of PPE.

1. GOWN

- Fully cover torso from neck to knees, arms to end of wrists, and wrap around the back
- Fasten in back of neck and waist

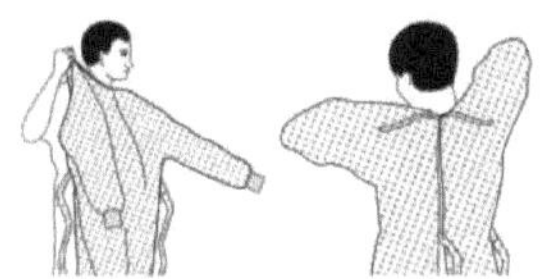

2. MASK OR RESPIRATOR

- Secure ties or elastic bands at middle of head and neck
- Fit flexible band to nose bridge
- Fit snug to face and below chin
- Fit-check respirator

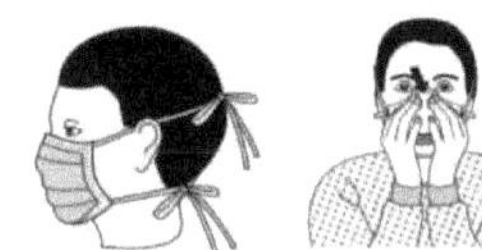

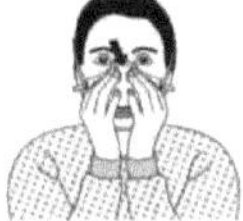

3. GOGGLES OR FACE SHIELD

- Place over face and eyes and adjust to fit

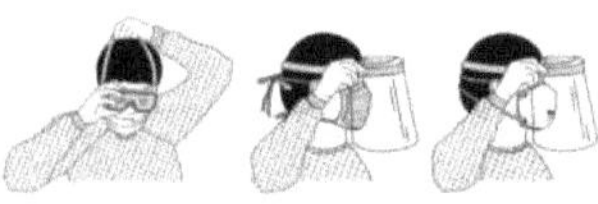

4. GLOVES

- Extend to cover wrist of isolation gown

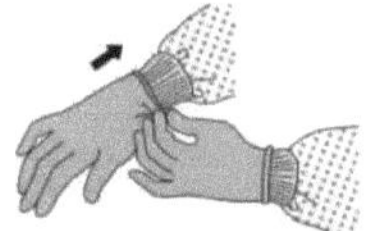

USE SAFE WORK PRACTICES TO PROTECT YOURSELF AND LIMIT THE SPREAD OF CONTAMINATION

- Keep hands away from face
- Limit surfaces touched
- Change gloves when torn or heavily contaminated
- Perform hand hygiene

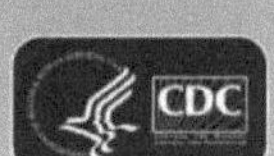

DESCARGA DE EPI

HOW TO SAFELY REMOVE PERSONAL PROTECTIVE EQUIPMENT (PPE) EXAMPLE 1

There are a variety of ways to safely remove PPE without contaminating your clothing, skin, or mucous membranes with potentially infectious materials. Here is one example. **Remove all PPE before exiting the patient room** except a respirator, if worn. Remove the respirator **after** leaving the patient room and closing the door. Remove PPE in the following sequence:

1. GLOVES

- Outside of gloves are contaminated!
- If your hands get contaminated during glove removal, immediately wash your hands or use an alcohol-based hand sanitizer
- Using a gloved hand, grasp the palm area of the other gloved hand and peel off first glove
- Hold removed glove in gloved hand
- Slide fingers of ungloved hand under remaining glove at wrist and peel off second glove over first glove
- Discard gloves in a waste container

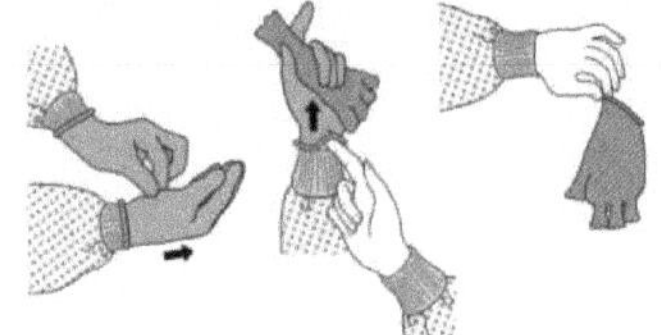

2. GOGGLES OR FACE SHIELD

- Outside of goggles or face shield are contaminated!
- If your hands get contaminated during goggle or face shield removal, immediately wash your hands or use an alcohol-based hand sanitizer
- Remove goggles or face shield from the back by lifting head band or ear pieces
- If the item is reusable, place in designated receptacle for reprocessing. Otherwise, discard in a waste container

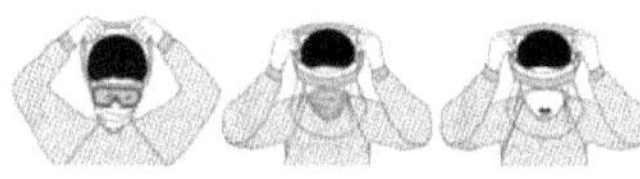

3. GOWN

- Gown front and sleeves are contaminated!
- If your hands get contaminated during gown removal, immediately wash your hands or use an alcohol-based hand sanitizer
- Unfasten gown ties, taking care that sleeves don't contact your body when reaching for ties
- Pull gown away from neck and shoulders, touching inside of gown only
- Turn gown inside out
- Fold or roll into a bundle and discard in a waste container

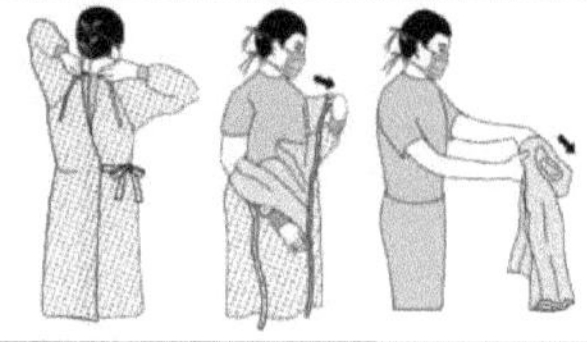

4. MASK OR RESPIRATOR

- Front of mask/respirator is contaminated — DO NOT TOUCH!
- If your hands get contaminated during mask/respirator removal, immediately wash your hands or use an alcohol-based hand sanitizer
- Grasp bottom ties or elastics of the mask/respirator, then the ones at the top, and remove without touching the front
- Discard in a waste container

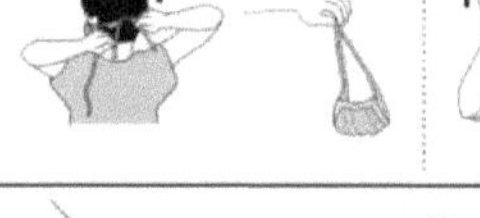

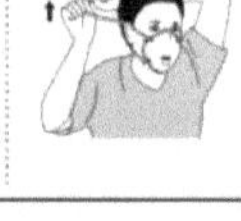

5. WASH HANDS OR USE AN ALCOHOL-BASED HAND SANITIZER IMMEDIATELY AFTER REMOVING ALL PPE

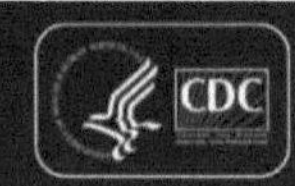

PERFORM HAND HYGIENE BETWEEN STEPS IF HANDS BECOME CONTAMINATED AND IMMEDIATELY AFTER REMOVING ALL PPE

CDC

HOW TO SAFELY REMOVE PERSONAL PROTECTIVE EQUIPMENT (PPE) EXAMPLE 2

Here is another way to safely remove PPE without contaminating your clothing, skin, or mucous membranes with potentially infectious materials. **Remove all PPE before exiting the patient room** except a respirator, if worn. Remove the respirator **after** leaving the patient room and closing the door. Remove PPE in the following sequence:

1. GOWN AND GLOVES

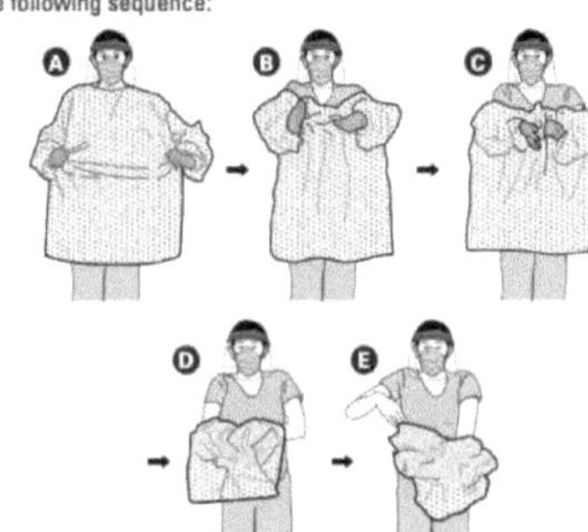

- Gown front and sleeves and the outside of gloves are contaminated!
- If your hands get contaminated during gown or glove removal, immediately wash your hands or use an alcohol-based hand sanitizer
- Grasp the gown in the front and pull away from your body so that the ties break, touching outside of gown only with gloved hands
- While removing the gown, fold or roll the gown inside-out into a bundle
- As you are removing the gown, peel off your gloves at the same time, only touching the inside of the gloves and gown with your bare hands. Place the gown and gloves into a waste container

2. GOGGLES OR FACE SHIELD

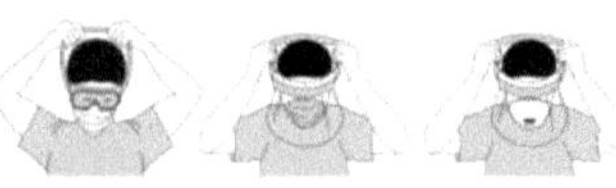

- Outside of goggles or face shield are contaminated!
- If your hands get contaminated during goggle or face shield removal, immediately wash your hands or use an alcohol-based hand sanitizer
- Remove goggles or face shield from the back by lifting head band and without touching the front of the goggles or face shield
- If the item is reusable, place in designated receptacle for reprocessing. Otherwise, discard in a waste container

3. MASK OR RESPIRATOR

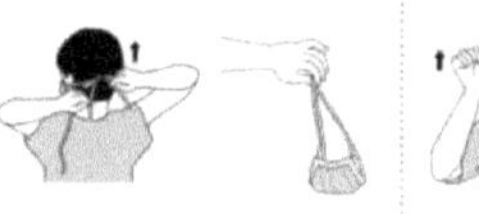

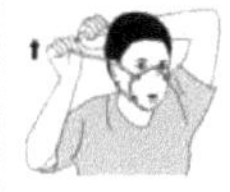

- Front of mask/respirator is contaminated — DO NOT TOUCH!
- If your hands get contaminated during mask/respirator removal, immediately wash your hands or use an alcohol-based hand sanitizer
- Grasp bottom ties or elastics of the mask/respirator, then the ones at the top, and remove without touching the front
- Discard in a waste container

4. WASH HANDS OR USE AN ALCOHOL-BASED HAND SANITIZER IMMEDIATELY AFTER REMOVING ALL PPE

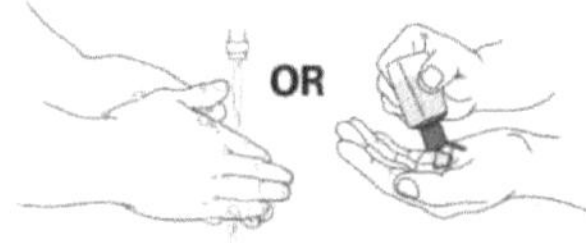

PERFORM HAND HYGIENE BETWEEN STEPS IF HANDS BECOME CONTAMINATED AND IMMEDIATELY AFTER REMOVING ALL PPE

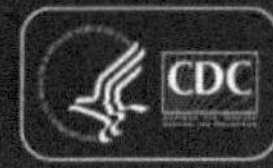

PPE AMIGO DAS CRIANÇAS

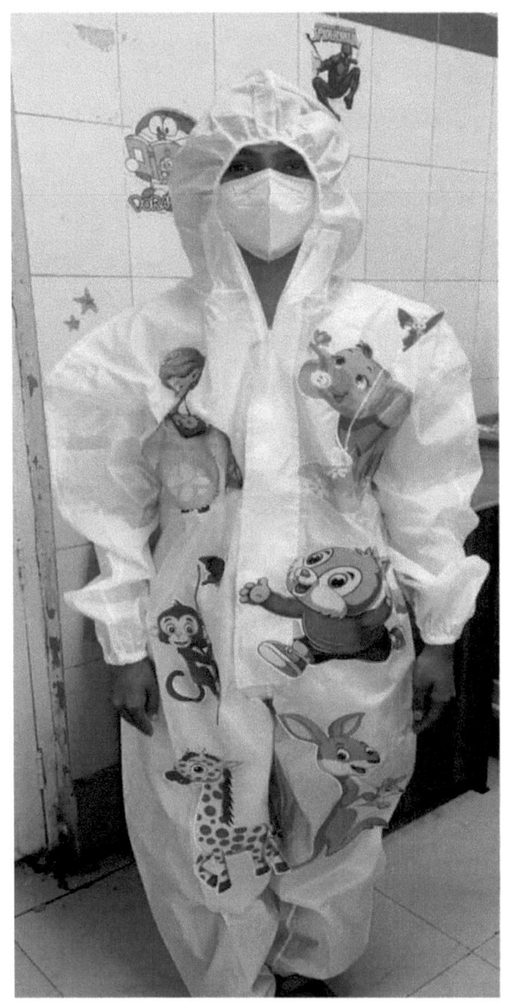

TELEDENTISTRY -[105110]

A teleodontologia é uma forma de telemedicina explicitamente dedicada à medicina dentária. A teleodontologia utiliza registos dentários electrónicos, tecnologias da informação e da comunicação (TIC), fotografia dentária digital e a Internet para consulta, supervisão e educação dentária contínua. A utilização de telemóveis na teleodontologia tornou-se uma inovação atractiva devido ao aumento da disponibilidade e à melhoria das capacidades de fotografia digital e de processamento de dados dos smartphones, o que permite aos utilizadores realizar várias tarefas, tendo acesso a um armazenamento em nuvem seguro e acessível. A câmara do smartphone pode ser útil na fotografia dentária, no registo do estado de saúde oral pré-operatório de base e na facilitação de diagnósticos e planos de tratamento adequados. Uma vez que os telemóveis inteligentes podem ser facilmente transportados e utilizados em qualquer altura, são úteis para melhorar a prestação de cuidados centrados no doente como dispositivos de teste no local de prestação de cuidados (POCT). O modelo de teledentistry pode facilitar o rastreio, a recolha de dados e a prevenção primária. Com um mínimo de formação, os pais, professores ou outros prestadores de cuidados podem recolher e partilhar os dados digitais necessários das crianças em casa ou na escola, utilizando tecnologia móvel de fácil utilização para avaliação remota por um odontopediatra.

Teledentistry para a prática dentária pediátrica

Durante esta pandemia de COVID-19, os dentistas pediátricos podem considerar a utilização da teledentisteria para a consulta, triagem e prestação de cuidados dentários à distância, sempre que possível e aplicável. A teleodontologia (consultas dentárias virtuais ou cuidados dentários à distância) permite que os dentistas pediátricos satisfaçam várias necessidades de cuidados dentários, evitando o contacto próximo com os seus pacientes pediátricos. No entanto, a teleodontologia só pode ser praticada de acordo com as diretrizes das respectivas autoridades/associações nacionais ou estatais. 8 A teleodontologia engloba vários componentes, como a consulta, o diagnóstico, a triagem e a monitorização. A teleconsulta é a forma mais comum de teledentisteria, através da qual os pais, os encarregados de educação ou os professores podem procurar aconselhamento para as crianças que necessitam de uma consulta dentária. Também pode ajudar na continuação do plano de tratamento e no aconselhamento de acompanhamento durante o período de quarentena ou confinamento. A teletransporte consiste na avaliação segura, correta e atempada dos sintomas da criança através de uma consulta à distância, utilizando o smartphone ou o computador portátil do dentista pediátrico. Da mesma forma, os pais também podem usar os seus smartphones para tirar fotografias dos dentes dos seus filhos e fornecer informações ao dentista pediátrico. A triagem envolve a distinção entre necessidades dentárias de emergência e não emergenciais, e entre aquelas que requerem prioridade ou adiamento. No telediagnóstico, o smartphone pode ser utilizado para trocar informações e fotografias tiradas de acordo com as instruções do odontopediatra, facilitando assim o diagnóstico de emergências relacionadas com cáries na primeira infância (CCE), dor dentária, lesões dentárias traumáticas (TDI) e inchaço facial. A telemonitorização (visitas virtuais) pode substituir as visitas físicas regulares na monitorização de rotina da progressão da doença ou dos resultados do tratamento.

Benefícios e obstáculos relacionados com a teledentisteria pediátrica

Os benefícios incluem a capacidade de prestar cuidados dentários primários e especializados, a melhoria da comunicação entre a equipa dentária e as crianças/pais, e a triagem eficaz dos pacientes.2 Assim, a teleodontologia reduz os encaminhamentos inadequados e o tempo de espera, ajuda no diagnóstico atempado, na prestação de tratamento e no acompanhamento, e diminui os custos relacionados com as deslocações e o alojamento. A tele-dentisteria pode melhorar os resultados clínicos e contribuir para uma redução da dor e de outras comorbilidades associadas ao atraso no diagnóstico e no tratamento. A tele-dentisteria pode melhorar os resultados clínicos e contribuir para a redução da dor e de outras comorbilidades associadas ao atraso no diagnóstico e no tratamento. Apoia a monitorização da saúde oral da criança e a implementação de medidas preventivas em situações de pandemia.2 Os possíveis obstáculos à tele-dentisteria incluem o nível de aceitação da sua utilização pelas crianças, pelos pais e pelos odontopediatras. O odontopediatra pode estar preocupado em fazer um diagnóstico inadequado e incorrer em despesas adicionais relacionadas com infra-estruturas, equipamento e Internet de alta velocidade. As questões relacionadas com o fraco acesso à Internet, a falta de formação técnica e a falta de conhecimentos especializados podem ser motivo de preocupação para a equipa dentária e para os pais/cuidadores. Uma vez que a teledentistry é nova no sistema de saúde, as preocupações relacionadas com o reembolso financeiro insuficiente, a escassez de diretrizes e a coordenação entre as crianças, o pessoal de acompanhamento e a equipa dentária são outros desafios, uma vez que as pessoas envolvidas podem ter de depender de outras pessoas ou de ajuda governamental para utilizar a teledentistry na prática dentária em comunidades sem smartphones e instalações de Internet.

A teleodontologia poderia ajudar a comunidade dentária, cobrindo uma área geográfica mais vasta, permitindo um funcionamento mais eficiente e ajudando muitas pessoas necessitadas, mantendo o distanciamento social. A revisão sistemática mais recente confirma que a teleodontologia é uma opção viável para a consulta, o rastreio, o diagnóstico, o planeamento do tratamento e a orientação dentária à distância. 1 Afirma também que o rápido desenvolvimento das TIC melhorou consideravelmente a eficiência em termos de custos, a precisão e a eficácia da assistência à distância para os dentistas pediátricos. Os pais têm de receber formação em videochamadas, tirar as fotografias intra-orais necessárias e transferi-las para o dentista pediátrico através de smartphones. Os dentistas pediátricos dispõem de várias abordagens possíveis para a telecomunicação com as crianças e os seus pais, tutores e cuidadores. Através da teleodontologia pediátrica, a consulta com crianças e pais pode ser possível de duas formas: consulta em tempo real (síncrona) ou consulta através dos registos armazenados (assíncrona). A teleconsulta e a teleodontologia terão impacto na forma como a companhia de seguros e o doente são facturados. Pode também considerar-se a possibilidade de aceder a software de gestão de doentes para rever a ficha do doente e as radiografias. Essa revisão pode ser feita através de aplicações de início de sessão remoto virtual utilizando o software, redes de telecomunicações privadas ou redes sociais, incluindo Skype, WhatsApp, Instagram e Messenger.

Uma revisão sistemática realizada por um grupo de investigação brasileiro sugeriu que a teledentistry poderia melhorar a qualidade dos cuidados relacionados com o diagnóstico e gestão de lesões orais, e encurtar distâncias para os pacientes que necessitam de diagnósticos especializados e especialistas que prestam cuidados. Outra revisão sistemática dos EUA concluiu que a teledentistry poderia ser comparável à odontologia individual para triagem oral em áreas remotas, áreas com acesso limitado a cuidados, instalações de cuidados de longo prazo e como parte de programas escolares. Os autores também afirmaram que a teleconsulta era possível e válida na deteção de problemas de saúde oral. Consequentemente, Daniel et al. efectuaram uma revisão qualitativa sistemática e referiram que as tecnologias de comunicação e os sistemas de informação rapidamente emergentes revelaram uma melhoria progressiva na relação custo-eficácia, precisão e eficácia da assistência remota aos profissionais de saúde oral. Alabdullah et al. verificaram que a exposição dos estudantes de odontopediatria ao modelo de teledentistry aumentou.Relativamente aos registos utilizados em teledentistry, um grupo australiano analisou exames fotográficos e verificou que a análise de imagem proporcionou uma precisão comparável à inspeção visual no diagnóstico de problemas dentários. Os autores concluíram que os resultados eram menos comparáveis entre as técnicas de inspeção fotográfica e visual no caso dos defeitos do esmalte. Na atual situação de pandemia de COVID-19, é um desafio proporcionar tratamento dentário regular às crianças. Foi realizado um inquérito transversal na Arábia Saudita a estudantes universitários e verificou-se que os sujeitos do estudo sabiam muito pouco sobre teledentística. O autor sugeriu a inclusão da teledentística como um tópico de educação odontológica continuada. Pereira et al. referiram que a teledentística era uma ferramenta emergente para ajudar a manter o contacto com o paciente sem qualquer risco de transmissão de infecções como a COVID-19. Um estudo britânico opinou que os profissionais de saúde deveriam considerar a adaptação dos percursos dos pacientes e a utilização da telessaúde como método de consulta para recuperar os serviços e reduzir a propagação da COVID-19.

Além disso, vários autores em todo o mundo preferiram utilizar a teledentística neste período de pandemia. Existe uma escassez de especialistas e uma falta de cuidados de saúde oral holísticos para as crianças devido ao encerramento de institutos académicos e consultórios privados. Assim, através da abordagem da teledentistry pediátrica, o número de consultas dentárias para crianças poderia ser aumentado, melhorando a acessibilidade dos especialistas às comunidades remotas e a outras áreas inacessíveis. O fluxograma apresentado descreve uma abordagem simples à teledentistry para crianças, incluindo a utilização de vários meios de comunicação social e comunicadores, a tomada de decisões para necessidades dentárias de emergência ou não, triagem, decisões sobre instruções de cuidados domiciliários e medicina dentária móvel ou portátil em casa ou tratamento no consultório dentário/clínica dentária com base nas necessidades de cada criança.

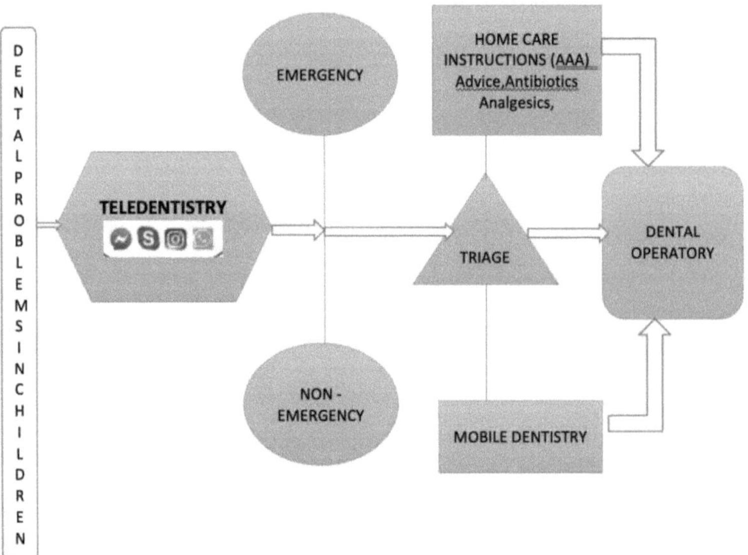

REFERÊNCIAS

1. Sanche S, Lin YT, Xu C, Romero-Severson E, Hengartner N, Ke R. High Contagiousness and Rapid Spread of Severe Acute Respiratory Syndrome Coronavirus

2. Emerg Infect Dis.2020;26(7):1470-77.

2. Batista AS, Prado IM, Perazzo MF, Pinho T, Paiva SM, Pordeus IA et.al. A higiene oral e as rotinas de sono das crianças podem ser comprometidas durante a pandemia da COVID-19. Int J Paediatr Dent. 2021;31(1):12-19.

3. O Hindu. Índia ultrapassa o Brasil como o segundo país mais atingido do mundo pela COVID-19. Disponível em: https://www.thehindu.com/news/national/india-overtakes-brazil-as- worlds-second-worst-hit-country-by-covid-19/article34299867.ece. Acedido em 10th Out 2021.

4. Jain VK, Iyengar KP, Vaishya R. Diferenças entre a primeira e a segunda vaga da COVID-19 na Índia. Diabetes Metab Syndr. 2021;15(3):1047-1048.

5. Kar SK, Ransing R, Arafat SMY, Menon V. Segunda vaga da pandemia de COVID-19 na Índia: Barreiras a uma resposta governamental efectiva. Medicina Clínica. 2021;36:100915.

6. Brian Z, Weintraub JA. Saúde oral e COVID-19: Aumentando a necessidade de prevenção e acesso. Prev Chronic Dis.2020;17:E82.

7. Ahmed EF, Shehata MAA, Elheeny AAH. Sensibilização para a COVID-19 entre um grupo de egípcios e a sua perceção do papel dos dentistas na sua prevenção: um inquérito transversal piloto. J Saúde Pública. 2020; https://doi.org/10.1007/s10389-020-01318-8.

8. de Mattos EC, Matsuda EM, Colpas DR, Carvalho F, Carmo AMDS, Daros

VDSMG, et.al. A urina pode ser um potencial risco biológico em tempos de pandemia de SARS-CoV-2. J Med Virol.2021;93(3):1259-61.

9. Li Z, Li Y, Liu C, Jiang H, Zhang C, Du M. Uma pesquisa transversal online sobre cuidados de saúde bucal entre crianças em idade escolar durante a epidemia de COVID-19 em Wuhan, China. Front Med.2021;22;8:572217.

10. Sabino-Silva R, JardimACG, SiqueiraWL. Coronavírus Covid-19impactos para a odontologia e potencial diagnóstico salivar. Clin Oral Investig.2020;24(4):1619-21.

11. Ahmed MA, Jouhar R, Ahmed N, Adnan S, Aftab M, Zafar MS, et al. Modificações de medo e prática entre dentistas para combater o novo surto de doença por coronavírus (COVID-19). Int J Environ Res Public Health.2020;17:2821.

12. Kalash DA. Como a COVID-19 aprofunda as desigualdades na saúde oral das crianças. J Am Dent Assoc. 2020;151(9):643-45.

13. Burgette JM, Weyant RJ, Ettinger AK, Miller E, Ray KN. Qual é a associação entre a perda de rendimentos durante a pandemia COVID-19 e os cuidados dentários das crianças. J Am Dent Assoc.2021;152(5):369-76.

14. Zhu N, Zhang D, Wang W, Li X, Yang B, Song J, et al. Um novo coronavírus de pacientes com pneumonia na China, 2019. N Engl J Med.2020;382(8):727-33.

15. Lan J, Ge J, Yu J, Shan S, Zhou H, Fan S, et al. Estrutura do domínio de ligação do recetor de pico SARS-CoV-2 ligado ao recetor ACE2.Nature.2020;581(7807):215-20.

16. Beach JR, Schalm OW. A Filterable Virus, Distinct from that of Laryngotracheitis, the Cause of a Respiratory Disease of Chicks. Poult

Sci.1936;15(3):199-206.

17. Tyrrell DAJ, Bynoe ML. Cultivo de um novo tipo de vírus do resfriado comum em culturas de órgãos. Br Med J.1965;1(5448):1467-70.

18. Fehr AR, Perlman S. Coronavírus: uma visão geral da sua replicação e patogénese. Methods Mol Biol.2015;1282:1-23.

19. Zimmermann P, Curtis N. Infecções por coronavírus em crianças, incluindo a COVID-19: An Overview of the Epidemiology, Clinical Features, Diagnosis, Treatment and Prevention Options in Children (Uma visão geral da epidemiologia, caraterísticas clínicas, diagnóstico, tratamento e opções de prevenção em crianças). Pediatr Infect Dis J. 2020;39(5):355-68.

20. Ather A, Patel B, Ruparel NB, Diogenes A, Hargreaves KM. Doença do Coronavírus 19 (COVID-19): Implicações para os cuidados dentários clínicos. J Endod.2020;46(5):584-95.

21. Gupta A, Madhavan M V., Sehgal K, Nair N, Mahajan S, Sehrawat TS, et al. Manifestações extrapulmonares da COVID-19. Nat Med.2020;26(7):1017-32.

22. Masters PS. Embalagem de RNA genômico de coronavírus. Virology.2019;537:198-207.

23. Yip HK, Tsang PC, Samaranayake LP, Li AH. Conhecimento e atitudes em relação à síndrome respiratória aguda grave entre uma coorte de pacientes dentários em Hong Kong após um grande surto local. Community Dent Health.2007;24(1):43-8.

24. Ashok N, Rodrigues JC, Azouni K, Darwish S, Abuderman A, Alkaabba AAF, et al. Conhecimento e apreensão dos pacientes dentários sobre o inquérito por questionário MERS-A. J Clin Diagnostic Res.2016;10(5):ZC58-62.

25. Ferrazzano GF, Ingenito A, Cantile T. Doença COVID-19 em crianças: O que os dentistas devem saber e fazer para evitar a propagação viral. o ponto de vista italiano. Int J Environ Res Public Health.2020;17(10):17-22.

26. Kampf G, Todt D, Pfaender S, Steinmann E. Persistência de coronavírus em superfícies inanimadas e sua inativação com agentes biocidas. J Hosp Infect.2020;104(3):246-51.

27. Gu J, Han B, Wang J. COVID-19: Manifestações gastrointestinais e potencial transmissão fecal-oral. Gastroenterology.2020;158(6):1518-19.

28. Morawska L, Cao J. Transmissão aérea do SARS-CoV-2: O mundo deve enfrentar a realidade. EnvironInt .2020;139:105730.

29. Rothe C, Schunk M, Sothmann P, Bretzel G, Froeschl G, Wallrauch C, et al. Transmissão da infeção por 2019-nCoV a partir de um contacto assintomático na Alemanha. N Engl J Med.2020;382(10):970-1.

30. Lechien JR, Chiesa-Estomba CM, De Siati DR, Horoi M, Le Bon SD, Rodriguez A, et al. Disfunções olfactivas e gustativas como apresentação clínica de formas ligeiras a moderadas da doença do coronavírus (COVID-19): um estudo multicêntrico europeu. Eur Arch Oto-Rhino-Laryngology.2020;277(8):2251-61.

31. Baig AM. Manifestações neurológicas em COVID-19 causadas por SARS-CoV-2. CNS Neurosci Ther.2020;26(5):499-501.

32. Sede da OMS. Gestão clínica Gestão clínica Orientação viva COVID-19. Órgão Mundial de Saúde [Internet]. 2021;(janeiro). Disponível em: https://www.who.int/publications/i/item/WHO-2019-nCoV-clinical-2021-1

33. Fried MW, Crawford JM, Mospan AR, Watkins SE, Munoz B, Zink RC, et al. Caraterísticas dos pacientes e resultados de 11 721 pacientes com doença de

coronavírus 2019 (COVID-19) hospitalizados nos Estados Unidos. Clin Infect Dis.2021;72(10):e558- 65.

34. Balla M, Merugu G, Nesheiwat Z, Patel M, Sheikh T, Fatima R, et al. Caraterísticas Epidemiológicas e Clínicas de 217 Pacientes COVID-19 no Noroeste de Ohio, Estados Unidos. Cureus.2021;13(4):1-8.

35. Saxena S, Manchanda V, Sagar T, Nagi N, Siddiqui O, Yadav A, et al. Caraterísticas clínicas e epidemiológicas dos doentes com a doença SARS CoV-2 de um hospital designado pela COVID-19 em Nova Deli. J Med Virol.2021;93(4):2487-92.

36. Kayina CA, Haritha D, Soni L, Behera S, Nair PR, Gouri M, et.al. Caraterísticas epidemiológicas e clínicas e resultados precoces de doentes com COVID-19 num hospital universitário de cuidados terciários na Índia: Uma análise preliminar. Indian J Med Res.2020;152(1 & 2):100-104.

37. de Souza WM, Buss LF, Candido D da S, Carrera JP, Li S, Zarebski AE, et al. Caraterísticas epidemiológicas e clínicas da epidemia de COVID-19 no Brasil. Nat Hum Behav.2020;4(8):856-65.

38. Teich VD, Klajner S, Almeida FAS de, Dantas ACB, Laselva CR, Torritesi MG, et al. Caraterísticas epidemiológicas e clínicas de pacientes com COVID-19 no Brasil. Einstein (São Paulo).2020;18:eAO6022.

39. Dong Y, Dong Y, Mo X, Hu Y, Qi X, Jiang F, et al. Epidemiologia da COVID-19 entre crianças na China. Pediatrics.2020;145(6).

40. Aggarwal S, Garcia-Telles N, Aggarwal G, Lavie C, Lippi G, Henry BM. Caraterísticas clínicas, caraterísticas laboratoriais e resultados de pacientes hospitalizados com doença coronavírus 2019 (COVID-19): Relatório inicial dos

Estados Unidos. Diagnosis.2020;7(2):91-6.

41. Akalu Y, Ayelign B, Molla MD. Conhecimento, atitude e prática em relação à covid-19 entre pacientes com doenças crónicas no hospital addis zemen, Noroeste da Etiópia. Infect Drug Resist.2020;13:1949-60.

42. Pal R, Yadav U, Grover S, Saboo B, Verma A, Bhadada SK. Conhecimento, atitudes e práticas em relação ao COVID-19 entre jovens adultos com Diabetes Mellitus Tipo 1 em meio ao bloqueio nacional na Índia: A cross-sectional survey. Diabetes Res Clin Pract.2020;166:108344.

43. (Wang XF, Yuan J, Zheng YJ, et al. [Caraterísticas clínicas e epidemiológicas de 34 crianças com nova infeção por coronavírus em 2019 em Shenzhen]. Zhonghua Er Ke Za Zhi. 2020;58:E008)

44. (Dong Y, Mo X, Hu Y, et al. Epidemiological characteristics of 2143 pediatric patients with 2019 coronavirus disease in China. **Pediatrics**. 2020)

45. Usher K, Durkin J, Bhullar N. A pandemia da COVID-19 e os impactos na saúde mental. Int J Ment Health Nurs.2020;29(3):315-8.

46. Roy D, Tripathy S, Kar SK, Sharma N, Verma SK, Kaushal V. Estudo do conhecimento, atitude, ansiedade e perceção da necessidade de cuidados de saúde mental na população indiana durante a pandemia de COVID-19. Asian J Psychiatr. 2020;51:102083.

47. Ray D, Subramanian S. India's lockdown: an interim report (O confinamento da Índia: um relatório intercalar). Indian Econ Rev. 2020;19:1-49.

48. Garg KD, Gupta M, Kumar M. O impacto da epidemia de COVID-19 na economia indiana desencadeada pela aprendizagem automática. IOP Conf Ser Mater Sci Eng. 2021;1022(1).

49. Alahdal H, Basingab F, Alotaibi R. Um estudo analítico sobre a sensibilização, a atitude e a prática durante a pandemia de COVID-19 em Riade, na Arábia Saudita. J Infect Public Health.2020;13(10):1446-52.

50. Josephson A, Kilic T, Michler JD. Impactos socioeconómicos da COVID-19 em países de baixo rendimento. Nat Hum Behav.2021;5(5):557-65.

51. Ruengorn C, Awiphan R, Wongpakaran N, Wongpakaran T, Nochaiwong S. Association of job loss, income loss, and financial burden with adverse mental health outcomes during coronavirus disease 2019 pandemic in Thailand: Um estudo transversal de âmbito nacional. Depress Anxiety.2021;38(6):648-60.

52. Christner N, Essler S, Hazzam A, Paulus M. O bem-estar psicológico das crianças e o comportamento problemático durante a pandemia da COVID-19: Um estudo online durante o período de bloqueio na Alemanha. PLoS One.2021;16:1-20.

53. Singh.B, Jain.S R. Effects of nationwide COVID-19 lockdown on lifestyle and diet (Efeitos do confinamento nacional da COVID-19 no estilo de vida e no regime alimentar): Um inquérito indiano. J Fam Med Prim Care.2021;10:1246-50.

54. Brescia A V., Bensi C, Di Gennaro G, Monda M, Docimo R. Impacto do confinamento no estilo de vida das crianças e na sua colaboração durante as sessões dentárias. Eur J Paediatr Dent.2021;22(1):61-5.

55. Hopcraft M, Farmer G. Impact of COVID-19 on the provision of paediatric dental care (Impacto da COVID-19 na prestação de cuidados dentários pediátricos): Análise do Programa Australiano de Benefícios Odontológicos para Crianças. Community Dent Oral Epidemiol.2021 ;49(4):369-76.

56. Eggmann F, Haschemi AA, Doukoudis D, Filippi A, Verna C, Walter C, et.al.

Impacto da pandemia COVID-19 na prestação de cuidados dentários urgentes num centro universitário suíço de medicina dentária. Clin Oral Investig.2021;25(10):5711-21.

57. Pietrobelli A, Pecoraro L, Ferruzzi A, Heo M, Faith M, Zoller T, et.al. Efeitos do confinamento COVID-19 nos comportamentos de estilo de vida em crianças com obesidade que vivem em Verona, Itália: um estudo longitudinal. Obesity.2020;28(8):1382-85.

58. Campagnaro R, Collet GO, Andrade MP, Salles JPDSL, Calvo Fracasso ML, Scheffel DLS, et.al. Pandemia de COVID-19 e odontopediatria: Medo, hábitos alimentares e percepções de saúde bucal dos pais. Child Youth Serv Rev.2020;118:105469.

59. Surme K, Akman H, Cime Akbaydogan L, Akin M. Avaliação dos conhecimentos e atitudes dos pais em relação à prática odontológica pediátrica durante a pandemia COVID-19. Saúde Oral Prev Dent .2021;19(1):271 -7.

60. Di Renzo L, Gualtieri P, Pivari F, Soldati L, Attinà A, Cinelli G, et al. Hábitos alimentares e mudanças no estilo de vida durante o confinamento COVID-19: Um inquérito italiano. J Transl Med. 2020;18(1):1-15.

61. Husain W, Ashkanani F. A COVID-19 altera os hábitos alimentares e os comportamentos de estilo de vida no Kuwait: Um estudo transversal de base comunitária. Environ Health Prev Med.2020;25(1):1-13.

62. Bekes K, Ritschl V, Stamm T. Pandemia de COVID-19 e o seu impacto na Odontopediatria na Áustria: Knowledge, Perception and Attitude Among Pediatric Dentists in a Cross-Sectional Survey (Conhecimento, Perceção e Atitude entre Dentistas Pediátricos num Inquérito Transversal). J Multidiscip

Healthc. 2021;14:161-69.

63. Moffat RC, Yentes CT, Crookston BT, West JH. Percepções dos pacientes sobre os serviços odontológicos profissionais durante a pandemia COVID-19. JDR Clin Transl Res.2021;6(1):15- 23.

64. Woolley J, Djemal S. Lesões dentárias traumáticas durante a pandemia de COVID-19. Prim Dent J.2021;10(1):28-32.

65. AAPD. Definição de Cárie Precoce da Infância (CPE). Am Acad Pediatr Dent [Internet]. 2008;4(age3):15. Disponível em: http://www. mychildrensteeth.org/assets/2/7 /D_ECC.pdf

66. Liu Q, Zhou Y, Xie X, Xue Q, Zhu K, Wan Z, et al. A prevalência de problemas comportamentais entre crianças em idade escolar em quarentena domiciliária durante a pandemia de COVID-19 na China. J Affect Disord.2021;279.

67. Sun J, Xu Y, Qu Q, Luo W. Conhecimentos e atitudes em relação à COVID-19 entre pais de crianças doentes dentárias durante o surto. Braz Oral Res.2020;34:1-8.

68. Sen Tunc E, Aksoy E, Arslan HN, Kaya Z. Avaliação dos conhecimentos, atitudes e práticas dos pais em relação à automedicação para os problemas dentários dos seus filhos durante a pandemia da COVID-19: um inquérito transversal. BMC Oral Health.2021;21(1):1-7.

69. Farsi D FN. Conhecimentos, atitudes e receios das mães sobre as consultas dentárias durante a pandemia de COVID-19: A Cross-sectional Study. J Int Soc Prev Community Dent.2021;11(1):83-91.

70. Li Z, Li Y, Liu C, Jiang H, Zhang C, Du M. Um inquérito transversal online sobre cuidados de saúde oral entre crianças em idade escolar durante a epidemia de

COVID-19 em Wuhan, China. Front Med.2021;8:1-8.

71. Berg-Weger M, Morley JE. Loneliness and Social Isolation in Older Adults during the COVID-19 Pandemic: Implications for Gerontological Social Work [Solidão e isolamento social em adultos mais velhos durante a pandemia de COVID-19: implicações para o trabalho social gerontológico]. J Nutr Heal Aging.2020;24(5):456-8.

72. Dubey S, Biswas P, Ghosh R, Chatterjee S, Dubey MJ, Chatterjee S, et al. Impacto psicossocial da COVID-19. Diabetes Metab Syndr Clin Res Rev.2020;14(5).

73. Yang Y, Li W, Zhang Q, Zhang L, Cheung T, Xiang YT. Serviços de saúde mental para adultos mais velhos na China durante o surto de COVID-19. The Lancet P sychiatry .2020;7(4):e19.

74. Cuiyan W, Riyu P, Xiaoyang W, Yilin T, Linkang X, Cyrus SH, et al. Respostas Psicológicas Imediatas e Factores Associados durante a Fase Inicial da Epidemia da Doença de Coronavírus de 2019 (COVID-19) entre a População Geral na China. Int J Environ Res Public Health.2020;17(5):1-25.

75. Choi EPH, Hui BPH, Wan EYF. Depressão e ansiedade em Hong Kong durante a covid-19. Int J Environ Res Public Health.2020;17(10).

76. Schafer SK, Sopp MR, Schanz CG, Staginnus M, Goritz AS, Michael T. Impacto da COVID-19 na Saúde Mental Pública e o Efeito Amortecedor de um Sentido de Coerência. Psychother Psychosom.2020;89(6):386-92.

77. Cullen W, Gulati G, Kelly BD. Saúde mental na pandemia da COVID-19. Qjm,2020;113(5):311-2.

78. Geetika S, Chhavi N, Sumaiya S, Amit G, Shrish B. Transtorno de Ansiedade Generalizada e Fatores Associados entre Pediatras Indianos durante o Surto da

Doença de Coronavírus 2019: Uma pesquisa transversal baseada na Web. J Med Sci Heal.2021;7(1):2-8.

79. Varshney M, Parel JT, Raizada N, Sarin SK. Impacto psicológico inicial da COVID-19 e seus correlatos na comunidade indiana: Um inquérito em linha (FEEL-COVID). PLoS One.2020;15(5):1-10.

80. Chakraborty.KChatterjee.M. Impacto psicológico da pandemia de COVID-19 na população em geral em Bengala Ocidental: um estudo transversal. Indian J Psychiatry.2020;62:266- 72.

81. Alharbi A, Alharbi S, Alqaidi S. Guidelines for dental care provision during the COVID-19 pandemic.Saudi Dent J.2020;32(4):181-6.

82. van Doremalen N, Bushmaker T, Morris DH, Holbrook MG, Gamble A, Williamson BN, et al. Estabilidade do aerossol e da superfície do SARS-CoV-2 em comparação com o SARS-CoV-1. N Engl J Med. 2020;382(16):1564-1567.

83. Yoon JG, Yoon J, Song JY, Yoon SY, Lim CS, Seong H, et al. Significado clínico de uma carga viral SARS-CoV-2 elevada na Saliva. J Korean Med Sci.2020;35(20):1-6.

84. Liu L, Wei Q, Alvarez X, Wang H, Du Y, Zhu H, et al. As células epiteliais que revestem os ductos das glândulas salivares são as primeiras células-alvo da infeção pelo coronavírus da síndrome respiratória aguda grave nas vias respiratórias superiores dos macacos Rhesus. J Virol,2011;85(8):4025-30.

85. Chen L, Zhao J, Peng J, Li X, Deng X, Geng Z, et al. Deteção de SARS-CoV-2 na saliva e caraterização de sintomas orais em pacientes com COVID-19. Cell Prolif. 2020;53(12):1-7.

86. Barzon L, Trevisan M, Sinigaglia A, Lavezzo E, Palù G. Zika virus: Da

patogénese ao controlo da doença. FEMS Microbiol Lett.2016;363(18):1-17.

87. Güçlü E, Koroglu M, Yürümez Y, Toptan H, Kose E, Güneysu F, et al. Comparação de saliva e amostra de swab oro-nasofaríngeo no diagnóstico molecular da COVID-19. Rev Assoc Med Bras.2020;66(8):1116-21.

88. Teo AKJ, Choudhury Y, Tan IB, Cher CY, Chew SH, Wan ZY, et al. A saliva é mais sensível do que os esfregaços nasofaríngeos ou nasais para o diagnóstico de infeção assintomática e leve por COVID-19. Sci Rep.2021;11(1):1-8.

89. Veena HR, Mahantesha S, Joseph PA, Patil SR, Patil SH. Disseminação de aerossóis e salpicos durante a destartarização ultra-sónica: Um estudo piloto. J Infect Public Health.2015;8(3):260-
5.

90. Xie X, Li Y, Chwang ATY, Ho PL, Seto WH. How far droplets can move in indoor environments - revisiting the Wells evaporation-falling curve. Indoor Air. 2007;17(3):211-25.

91. Díaz Rodríguez M, Jimenez Romera A, Villarroel M. Manifestações orais associadas à COVID-19. Oral Dis.2020;1-3.

92. Martín Carreras-Presas C, Amaro Sánchez J, López-Sánchez AF, Jané-Salas E, Somacarrera Pérez ML. Lesões vesiculobolhosas orais associadas à infeção por SARS-CoV-2. Oral Dis.2021;27(S3):710-2.

93. Mao L, Jin H, Wang M, Hu Y, Chen S, He Q, et al. Manifestações neurológicas de pacientes hospitalizados com doença de coronavírus 2019 em Wuhan, China. JAMA Neurol.2020;77(6):683-90.

94. Singh G, Priya H, Mishra D, Kumar H, Monga N, Kumari K. Manifestações orais

e recomendações de prática dentária durante a pandemia de COVID-19. J Family Med Prim Care.2021;10(1):102-9.

95. Emodi-Perlman A, Eli I, Smardz J, Uziel N, Wieckiewicz G, Gilon E, et.al. Distúrbios temporomandibulares e surto de bruxismo como um possível fator de agravamento da dor orofacial durante a investigação pandémica-concomitante da COVID-19 em dois países. J Clin Med.2020;9(10):3250.

96. Fox C, Newton JT. A controlled trial of the impact of exposure to positive images of dentistry on anticipatory dental fear in children (Um ensaio controlado do impacto da exposição a imagens positivas da medicina dentária no medo dentário antecipado em crianças). *Community Dent Oral Epidemiol.* 2006;34(6):455-459.

97. Chitguppi R. Um método de rastreio simples, barato e eficaz para detetar pacientes assintomáticos com COVID que entram em clínicas dentárias. 2020:1-8. pp.

98. Academia Americana de Odontopediatria. Edição especial: actas da conferência sobre gestão do comportamento do paciente pediátrico dentário. *Pediatr Dent.* 2004;26(2):110-183.

99. Boyce TW. Os efeitos ao longo da vida da adversidade na primeira infância e do stress tóxico. *Pediatr Dent.* 2014;36(2):102-107.

100. Long N. The changing nature of parenting in America. *Pediatr Dent.* 2004;26(2) :121- 124.

101. Wright GZ, Stigers JI. Gestão não-farmacológica dos comportamentos das crianças. In: Dean JA, Avery DR, Mc-Donald RE, editores. *McDonald and Avery's dentistry for the child and adolescent.* 9ª ed., Maryland Heights, Mo: Mosby-Elsevier; 2011. pp. 2740.

102. Townsend JA. Orientação comportamental no paciente pediátrico. In: Casamassimo PS, Fields HW Jr,, McTigue DJ, et al., editores. *Pediatric dentistry - Infancy through adolescence (Odontopediatria - da infância à adolescência).* 5ª ed., St Louis, Mo: Elsevier-Saunders Co; 2013. pp. 352-370.

103. Comissão Nacional de Saúde da República Popular da China. Diretrizes para o diagnóstico e tratamento da pneumonia causada pelo novo coronavírus (5.ª edição).

104. Ministério da Saúde e do Bem-Estar da Família, Governo da Índia. Orientações para os profissionais de medicina dentária em situação de pandemia de Covid-19. Disponível em: http://nrhmhp.gov. in/sites/default/files/files/Guidelines%20for%20dental%20professi onal%20in%20COVID- 19%20pandemic%20situation.pdf.

105. Irving M, Stewart R, Spallek H, Blinkhorn A. Using teledentistry in clinical practice as an enabler to improve access to clinical care: Uma revisão sistemática qualitativa. *J Telemed Telecare.* 2018;24(3):129-146.

106. Estai M, Kruger E, Tennant M, Bunt S, Kanagasingam Y. Challenges in the uptake of telemedicine in dentistry. *Rural Remote Health.* 2016;16(4):3915.

107. Estai M, Kanagasingam Y, Mehdizadeh M, et al. Teledentistry as a novel pathway to improve dental health in school children: Um protocolo de investigação para um ensaio aleatório controlado. *BMC Saúde Oral.* 2020;20:11.

108. Marino R, Ghanim A. Teledentistry: Uma revisão sistemática da literatura. *J Telemed Telecare.* 2013;19(4):179-183.

109. Rahman N, Nathwani S, Kandiah T. Teledentistry from a patient perspective during the coronavirus pandemic. *Br Dent J.* 2020:1-4.

110. Alabdullah JH, Van Lunen BL, Claiborne DM, Daniel SJ, Yen CJ, Gustin TS. Aplicação da teoria unificada de aceitação e uso do modelo de tecnologia para prever a intenção comportamental dos estudantes de odontologia de usar a teledentistry. *J Dent Educ.* 2020;84(11):1262-1269.

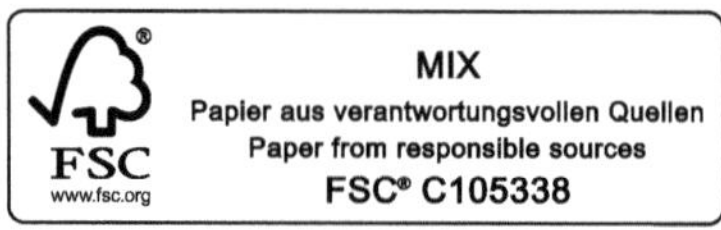

Printed by Books on Demand GmbH, Norderstedt / Germany